香害

そのニオイから身を守るには

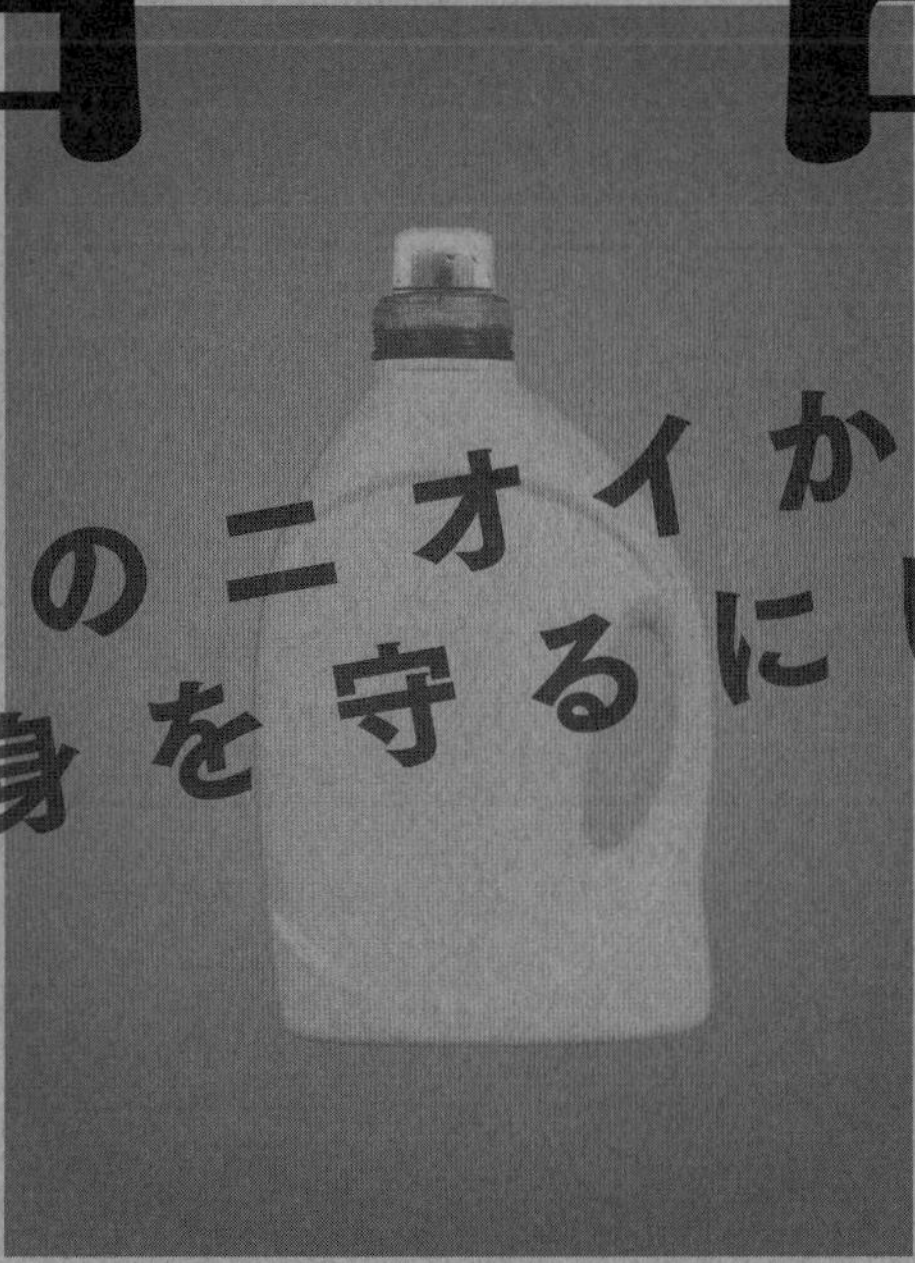

岡田幹治

金曜日

香害

そのニオイから身を守るには

はじめに

「ファブリーズで洗おう」「どんなときでも香りを味方に」——民放のテレビをつけると、消臭除菌スプレーや芳香柔軟剤のCMがしばしば出てきます。

広告宣伝はテレビや新聞だけでなく、チラシ・ポスター・ダイレクトメールやインターネットでも流されます。

自動車や家電のメーカーも宣伝に巨額の費用をかけていますが、それでも広告宣伝費は売上高の1～2％。これに対して洗剤の大手メーカー・花王は売上高の7・1％を広告宣伝費に使っているそうです（2012年度）。

また洗剤の大手2社、花王とP&Gジャパンは、2014年9月の1カ月間に31時間、1日平均62分ものCMを流したといいます（長谷川治『これでわかる！　石けんと合成洗剤50のQ&A』合同出版）。

こうしたCMの洪水の中で、消臭除菌スプレーや芳香柔軟剤は「いいものだ」「使わなきゃ」と思う人が増えていることはないでしょうか。

でも「便利そう」「役に立ちそう」「安い」だけで使った商品はしばしば、使う人自身や周囲の人の健康を損ねます。

おカネを使って、実は役に立たないものを買い、そのうえ健康を損ねるなんて、ばかばかしいとは思いませんか。

ＣＭに乗せられず、いらないものは使わないこと、有害な化学物質の入った商品は買わないこと――それが自分や家族の健康を守るだけでなく、家計に寄与し、さらには地球環境の改善にも役立つのです。

そういう考えに立って、この本を書きました。有害化学物質という、身の回りにある見えないリスクを取り上げ、健康を損ねる仕組みを解き明かし、そのリスクから身を守る方法を考えたものです。

まず、「香りブーム」で人生を狂わされた人たちの深刻な状況を紹介し（Ⅰ章）、化学物質過敏症・アレルギー性疾患・発達障害・不妊という、化学物質が深くかかわっている四つの症状について実態と原因をさぐります（Ⅱ・Ⅲ章）。

続いて、よく売れている芳香柔軟剤や消臭除菌スプレーなどの代表的な商品を取り上げ、本当に安全なのか？　本当に必要なのか？　をチェックしました。それぞれの商品について有害性・危険性を指摘し、使わないで済ませる方法を示してあります（Ⅳ・Ⅴ章）。

最後に、「香害」を含む生活環境の「複合汚染」から身を守る方法を具体的に紹介しました（Ⅵ章）。

この本を参考にして、あなたと家族の生活をもっと健康で快適なものにしませんか。

＊この本では、良いにおいを「匂い」、悪いにおいを「ニオイ」、どちらでもないときは「におい」と表記します。

目次

ブックデザイン　折原カズヒロ
イラストレーション　伊藤ハムスター

I章——「香りブーム」の被害者が急増している

1　人生を狂わされた人たち

◆微量の化学物質を吸い込むだけで

——香料入りの柔軟剤や消臭除菌スプレーなどの影響で、普通の社会生活ができなくなった人が増えています。

「人の集まるところへ行けない」「マンションのベランダに出ることができない」「子どもが学校から帰ってきたら、すぐ洋服を着かえさせないと息苦しくなってしまう」

そんな悲鳴を上げる人たちです。

この人たちはいろんな種類の化学物質に敏感で、普通の人が何も感じないような化学物質を吸い込むだけで、身体が動かなくなったり、頭がぼんやりして何も考えられなくなったり、声や言葉が出にくくなったりします。まるで認知症になったように感じる人もいれば、気力が萎《な》えてきて生きているのが面倒になる人もいます。そして空気の清浄なところに身を置いていると、症状は薄らいでいくのです。

こうした症状を「化学物質過敏症（ＣＳまたはＭＣＳ）」と呼びます（注1）。ＣＳはごく微量の化学物質に体が反応し、さまざまな症状が出る病気で、だれでも発症する可能性があります。しかも、一度発症すると、治療しても完全に回復することは難しく、一生注意深く暮らさなければならないのです。

この病気についてはⅡ章でくわしく説明するとして、まず発症者たちの厳しい日々をみてみましょう。

《学業が続けられない＝首都圏の周辺都市に住む女性Ａさん（18歳）》

Ａさんは小学3年の1月、書道の時間に墨汁のニオイが立ち込めたとたん、頭が痛くなり教室にいられなくなった。窓を開けて換気してもらったが、頭痛は治まらない。墨汁に含まれている化学物質に体が反応したのだ。

北里研究所病院の宮田幹夫教授（当時、現北里大学名誉教授・そよ風クリニック院長）にＣＳと診断され、その後は、学校に「教室の換気を増やす」「ワックスや油性マジックなどは使わない」といった協力をしてもらって卒業した。

このころは、注意深く生活していれば、ときどき発作が起きる程度で済んだ。たとえば、県内の遊園地に行って頭が痛くなり、急いで帰宅したことがある。調べると、樹木の害虫駆除のために殺虫剤を散布した直後だった。学校から帰宅したとたんに大量の鼻血を出したこともある。通学路沿いの用水路にユスリカ防除剤が散布された直後だった。いずれも有機リン系の農薬が使われていた。

◎ニオイが充満する教室

しかし中学に入り、香りの強い柔軟剤がはやりだしてから、授業の半分くらいしか教室にいることができなくなった。頭痛がひどく、体がだるくなり、とても授業を受けられないのだ。

そして高校へ進学した2013年6月、暑くなって生徒たちの制汗剤使用量が増え、エアコン使用のため教室を閉め切るようになると、登校できない日が急増した。

いま高校の教室は、40人ほどの生徒が発散するニオイが充満している。ほとんどの生徒が、柔軟剤に加え制汗剤・消臭剤・整髪料・化粧品などを大量に使っているからだ。男女とも使っているが、男子の方が女子より自分のニオイを気にする傾向が強い。汗をかけば制汗剤のスプレーをシュッ、靴がくさいといって消臭剤をシュッといった具合だ。体育の時間の後はとくにひどくなる。

充満するニオイで気分が悪くなったり、頭痛がひどくなったりして、保健室に駆け込む生徒がときどき出るほどだ。

学校側の協力でAさんは避難できる場所を確保してもらったが、そこへ避難すれば授業には出られない。自習で補い、試験は窓を開けた別室で受けて単位をとり、2016年3月に高校を卒業したが、そこでカベにぶつかった。

希望の大学を調べると、10～3月に塩素消毒を毎日すべての教室で行なうことがわかり、あきらめた。他の大学も考えたが、安心して通学できる電車も住める部屋も見つけるのは難しい。1年浪人し、今後CSとつきあいながらどう生きていくのか、ゆっくり考えることにした。

――Aさんは、だれもがもつ「教育を受ける権利」を奪われたわけですね。ニオイづけの教室で学び、成長する若者たちの将来が心配になります。

次は、働き盛りの男性のケースです。

《職場がつらい＝神戸市に住む地方公務員Bさん（54歳）》

2012年の6月、職場の隣席の女性のニオイで頭痛や息苦しさを感じるようになり、早退が続いた。耳鼻咽喉科を受診するなど2週間いろいろ試したが、効果はない。思い切って女性に尋ね、女性が使っている柔軟剤が原因とわかった。

事情を話すと使用をやめてくれたが、次第に他の職員の洗剤のニオイにもしんどくなり、朝礼で理解と協力を求めるとともに席を窓際に移してもらった。9月に大阪市の専門診療所でCSと診断された。

翌13年、女性職員の多い部署へ異動。CSであることを告げ、使ってほしくない洗剤・柔軟剤を知らせて協力をお願いしたが、使い続ける職員もいて、しんどさは軽減されない。とくに夕方、空調が止まったとたんに苦しくなる。

その後、職場の女性の「洗い流さないヘアトリートメント」(整髪剤)でしんどくなるので協力を求めたが、願いはかなわなかった。これ以上の理解を望むのは無理と感じている。

◎やむなく転居

住まいも変えた。10年ほど前から賃貸の集合住宅で安穏に暮らしていたが、CS発症のころから、窓を開けたりベランダに出たりすると、隣家から流れてくる柔軟剤・洗剤のニオイに反応するようになり、帰宅・在宅が不安でたまらなくなった。

まず使用中止のお願いを匿名で投函し、数カ月後に訪問して懇願、使ってほしい洗剤を渡す。その後、ニオイは低減したが、まだ安心できるレベルでないので、再度、懇願したが、これ以上の協力は無理とのこと。やむを得ず、賃貸の戸建て住宅に転居した。

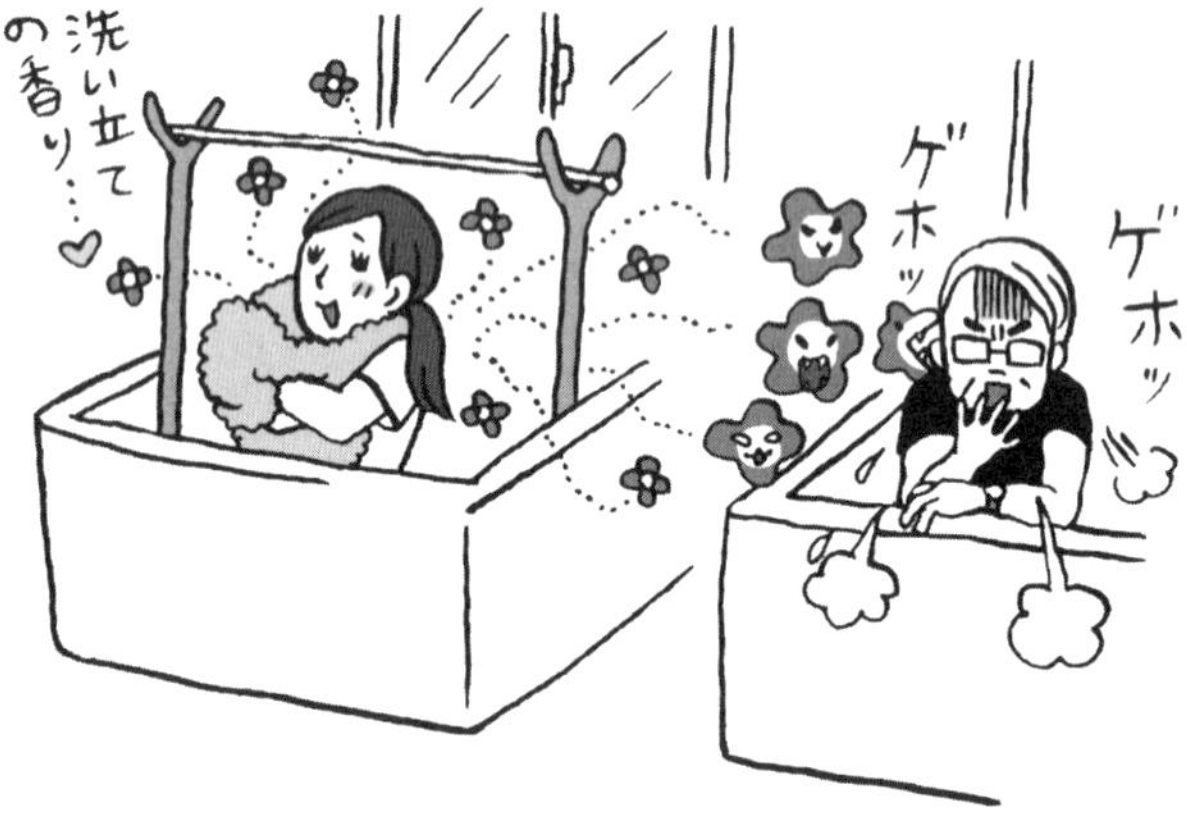

ニオイ物質は、花粉症用マスクや活性炭入りマスクでも除去できない。空気清浄器（プラズマクラスター）も効果がない。大阪市のＣＳ専門診療所へ通院しているが、はかばかしい改善はない。心療内科での投薬治療・耳鼻咽喉科での療法なども試みたが、どれも効果がなかった。化学物質を取り込みたくはないが、他人が使用しているものを強制的にやめさせることはできないと考えている。通勤電車などで強いニオイが漂っていないか常に気をくばる、職場では日ごろから低姿勢で上司・同僚に接するなど、ストレスはたまるばかりだ。気分転換に映画館や劇場に行こうと思っても、不安が先に立つ。規則正しい生活に努めるくらいしか対策はない。

妻も子も理解・協力してくれるが、心からの共感まではしてくれない。ＣＳの苦しさは体験者でないと理解できないのだ。孤独感が募る中、月に2回ほど通院する鍼灸院の先生がＣＳから回復した方なので、ぼやきや嘆きを聞いてもらい、心のバランスをとっている。

——ＣＳは診断が難しいと聞きます。

次のＣさんは10以上の病院などを受診し、ようやく診断がついた例です。

《生活のすべてを変えた＝名古屋市に住む女性Ｃさん（59歳）》

きっかけは２０１１年に、近くの調剤薬局で週3日のパート勤務を始めたことだった。何年も手入れしていないエアコンで空調する、埃っぽい薬局で働きだしてしばらくすると、わけの分からない体調不良が始まった。胃が痛くてほとんど食べられない・眠れない・動悸がする・全身の筋肉や関節が痛い・目の前が暗くなったり視野が狭くなったりしてよく見えない、などなど。

はじめは、薬局に入ると動悸がひどくなり、頭が働かなくなるが、建物から出ると治っていた。が、そのうちに四六時中、動悸が止まらなくなった。

そこで休職し3カ月かけて、精神科を皮切りに、消化器内科・循環器内科・アレルギー科・婦人科・整形外科と、大学病院を含め愛知県内の医療機関を十数か所受診したが、まったく診断がつかなかった（これらに約50万円かかった）。

困り果て、週刊誌で知った国立病院機構相模原病院（神奈川県相模原市）の食物アレルギー科を受診したところ、「CSと思われます」と言われた。

医師に「経済的な問題がなければ、仕事はやめて回復に専念した方がいい」と助言され、パートをやめた。

振り返れば、薬局勤務はきっかけにすぎないと思う。薬学部を出て研究職についた後、結婚し、共同住宅に住んだ。41歳で更年期障害になってホルモン補充療法を受け、抗うつ剤も服用。10年ほどで回復した。この間、合成洗剤・布用消臭スプレー（ファブリーズ）・防虫剤などを使用。マンションの大規模修繕も経験した。薬局勤務のころも、五十肩で鎮痛剤やステロイド剤を頻繁に使っていた。

◎大量の家財を処分

診断を境に、生活は一変した。同じ病気の「先輩」たちのアドバイスで「居住空間の化学物質を減らすため、家財を減らし・換気をし・掃除を丁寧にする」ことにした。しかしこれを徹底的に実行するのは大変だった。合成洗剤や殺虫剤の成分がホコリにくっついて部屋中に存在し、衣服の繊維にもタンスの隅にも壁紙にもついている。そして窓からは近所の家庭が使う柔軟剤やタバコの煙が入ってくる。

何回拭いても干しても耐えられないもの（ソファ・タンス・書棚・食器棚・畳・布団・3000冊ほどの本など）は、思い切って廃棄した。衣類・バッグ・靴もほとんど処分した。

家族のストレスは相当のものだったろう。夕方帰宅すると畳が消えていたり、書棚ごと本がなくなっていたりする。家の中は日々殺伐とした様子に変化し、日常が破壊される。夫は協力を拒否し、「これは人の住むところではない」と怒った。確かに病人一人のため慣れ親しんだ生活習慣を徹底的に変えるなんて理不尽きわまりない。しかし、回復するためには協力してもらうしかない。

4カ月かけてようやく安住できる6畳間を作り上げた。畳の代わりに、日によく干したポリエチレンの圧縮ボードを敷いた。ＬＥＤや蛍光灯を白熱球に取り替えた。窓には電磁波シールドクロスをかけた。押入れはアルミテープで封印し、壁紙ははがした。天井も壁も建具も拭き上げ、メタルスチールラック製のベッドを部屋の中央に置いた。

これまでに医療費を除いて数百万円使ったが、費用は生命保険や老後資金を取り崩してまかなった。家族からは異論も出たが、回復しなくては老後どころではないのだ。

◎診断から5年、普通とはほど遠い生活

ある晩、就寝1～2時間後、地面が落ちていくような、激しく揺れるような感覚を覚えて飛び起きた。悲鳴を上げて部屋を飛び出したが、まだ起きていた夫は揺れなど全くないと言う。部屋も変わっていない。わけがわからぬまま、再び眠りについた。

数日後、夫が種明かしをしてくれた。妻の行動に納得できなかった夫は、妻が使用できる（反応しない）紙に、職場のインクジェットプリンターで印刷し、十分に乾燥させたうえで、クリアファイルに挟んで持ち帰り、妻の熟睡を確認して扉の隙間から差し入れ、1分後に引き抜いた。すると、5分後に妻が飛び起きたという。

「ごくわずかな化学物質にも反応することが、やっと納得できた」と打ち明けた夫は、そのころから協力的になった。

診断されて5年余り。愛知県の患者会（化学物質過敏症　あいちReの会）の代表として活動している。自宅環境の改善によって当初とは比べものにならないくらい回復し、一見「元気そう。どこが悪いの？」と言われる。

しかし、苦痛なくいられるのは自宅の整った環境だけだ。食材は有機野菜。添加物を一切使っていない調味料を使い、遺伝子組み換え飼料や抗生物質を使わない肉類を食べる。水道は元栓に浄水器をつけ、丁寧で神経質な掃除が欠かせない。

空気のきれいな明け方を選んでのウォーキング、ヨガや鍼《はり》など体の管理も怠らない。デパートへはたまに出かけられるが、映画館には入れない。

化粧品も日焼け止めもほとんど使えず、旅行も難しい。処方された薬も副作用が出る場合が多く、仮に手術が必要になっても使用薬剤を一つ一つ確認しなければならない。近隣の些細な変化（工事・転居・庭木の消毒・洗剤や柔軟剤の変化などなど）にいつも注意が必要だ。普通とはほど遠い生活である。

注1　英語では、(Multiple) Chemical Sensitivity ＝（多種類）化学物質過敏症

2　きれいな空気がなくなった

◆相談が急増した2012年

――各地の消費者センターへの「柔軟仕上げ剤に関する相談」が2012年に急増したそうで

す。

消費者センターへの相談をまとめている「PIO―NET（パイオ・ネット＝全国消費生活情報ネットワーク）」の相談件数は、08年の14件から少しずつ増えて11年に30件になった後、12年に一挙に65件に倍増しました（注2）。

13年8月末までに寄せられた相談187件を見ると、頭痛や吐き気といった体調不良を訴えるものが6割を占め、（タバコでいえば受動喫煙に当たる）他人が使用した柔軟剤による被害の訴えが7割を占めています。こんな内容です――。

〈事例1〉柔軟仕上げ剤を使用して室内に干したところ、ニオイがきつく、妻と二人とも咳が出るようになった。柔軟剤を使ったタオルで顔を拭くと、咳が止まらない。メーカーに連絡す

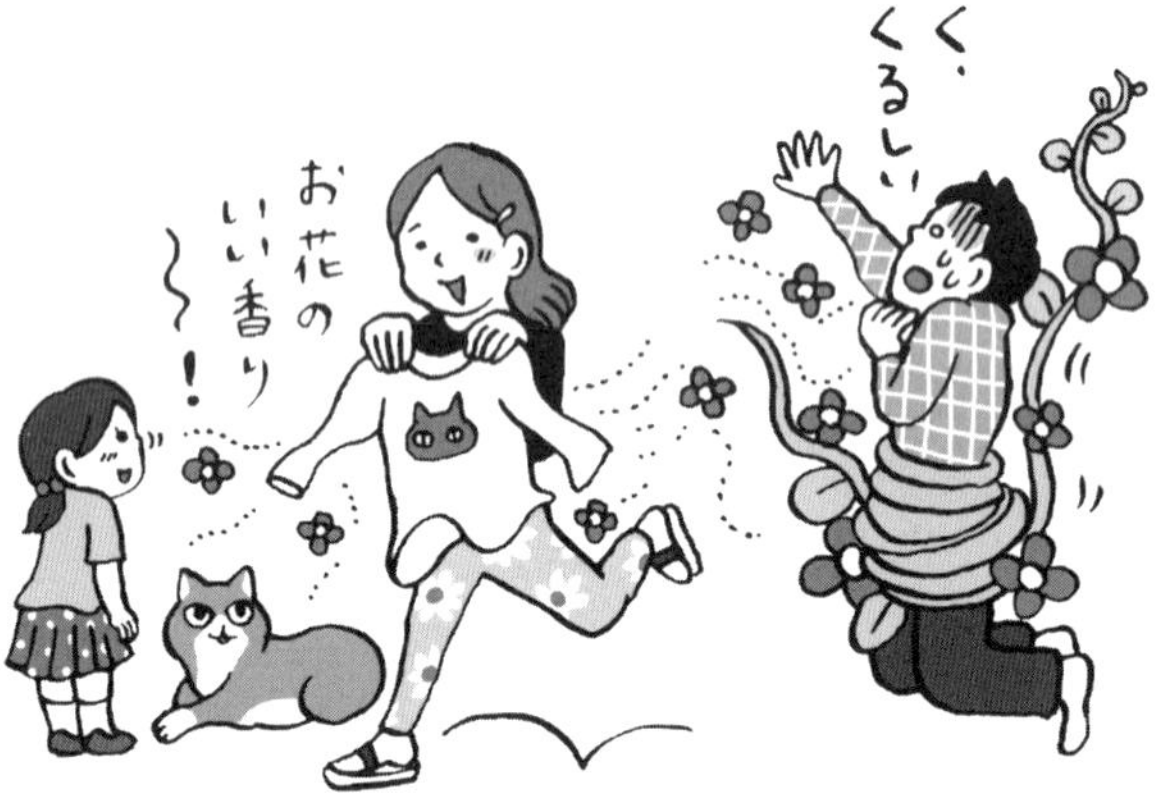

ると医師の診察を受けるよう言われ、受診したが、原因不明とされ、複数の薬を処方された。
〈**事例2**〉隣家の洗濯物のニオイがきつく、頭痛や吐き気があり、窓を開けられず、換気扇も回せない。柔軟仕上げ剤のニオイではないかと思う。医師の診察は受けていないが、家族3人が同じような症状。これまで特定の物質にアレルギーがあると言われたことはない。

◆「香りブーム」と消臭志向
――2012年といえば、「香りブーム」が加速された年です。

独特の香りをつけたアメリカのプロクター・アンド・ギャンブル（P&G）社製の柔軟仕上げ剤（ダウニー）が08年に人気を集め、これを見た国内の大手3社（P&Gジャパン、花王、ライオン）が追随して、消臭除菌スプレーや衣類の洗剤にも香り成分を配合するようになりました。

これに加えてP&Gジャパンが12年に、衣服への香りつけだけを目的にした商品「レノアハピネス　アロマジェル」を発売し、一時は供給が追いつかないほど売り上げを伸ばしたのです。この結果、「香りつけ専用商品」が急増し、「消費者が自身の好みに合わせて香りをブレンドする時代の始まり」などといわれました。

このころ、人々の清潔志向・消臭志向も強くなりました（注3）。確かに、とりわけ梅雨時や夏の汗の季節には、電車内でも職場でも強烈なニオイに悩まされることがあります。

そうした事態を改善するには、それぞれがシャワーなどで清潔にしたり、衣服を洗濯したりすれば済むことですが、業界はそこにビジネスの種を見つけました。

「香りは癒し、消臭は身だしなみ」「消臭から男のブランドへ」などと宣伝し、P＆Gジャパンの「ファブリーズ」シリーズを先頭に、多数の芳香・消臭スプレーなどを発売したのです。これらは「ニオイのもと」を断つことなく、嫌なニオイを別のにおいで覆い隠すだけなのですが、利用者は急増しました。

こうして香り商品の購買層は女性だけでなく、成年男性や中高校生にも広がりました。ティーン向け雑誌には、整髪料・制汗剤や芳香・消臭スプレーの広告があふれ、香り商品を使わないのは非常識といった雰囲気になっているといいます。

◆いまや一種の「公害」

――「香りブーム」が広がれば、CSの発症者も増えるでしょうね。

「以前は新築やリフォームがきっかけでCSを発症する人が多かったが、近年は何といっても香料（柔軟剤・香水など）が原因です」――20年以上にわたり1000人を超すCS患者を診てきた札幌市の渡辺一彦医師（渡辺一彦小児科医院院長）は、そう言います。

また国立病院機構盛岡病院で「化学物質過敏症 環境アレルギー外来」を担当する水城《みずき》まさみ副院長も、テレビCMで香りつき商品の宣伝が増えるのと並行して、芳香柔軟剤が原因で体調不良を訴える患者が急増したと書いています(注4)。

香りブームの結果、CSの人たちは「きれいな空気を吸う」という当たり前のことがとても難しくなったのです。

職場でも学校でも、通勤通学や散歩の途中でも、自然を楽しむ登山やスキー場でさえ、周囲の人から流れてくる化学物質に反応し、発作を起こすことがあります。自宅では隣家からのニオイや配達員のニオイに悩まされます。そして老人養護施設や病院もニオイに満ちており、ニオイを振りまく介護ヘルパーも少なくありません。

いまや香り商品による環境汚染は、広い意味での公害の一つになったといえるのではないでしょうか(注5)。

◆国民生活センターが呼びかけ
——国民生活センターが動いたそうです。

被害者からの相談急増を受けて国民生活センターは2013年9月、「柔軟仕上げ剤のにおいに関する情報提供」を発表しました。発表では、利用者に「自分にとって快適なにおいでも、他人は不快に感じることもあることを認識しよう」と呼びかけるとともに、メーカーと輸入業者には「においが与える周囲への影響について配慮を促す取り組みを行なうよう」異例の要望をしました。

これを受けて、業界団体の日本石鹸洗剤工業会は「柔軟仕上げ剤を選ぶ・使うときは、周囲にもご配慮ください」などとウェブサイト（ホームページ）に記載。大手メーカーもサイトで周囲の方への配慮と適量使用を促す啓発をするようになりました。

テレビCM・雑誌などの広告・製品の裏面表示でも、（注意してみないと気づかないほど小さな文字の場合が多いが）周囲への配慮を促す文言を入れるようになっています。

しかし、この程度の対策では事態は改善しません。実際、被害者の悲鳴はむしろ強くなっています。

そうした中でメーカーの倫理を問う声も上がっています。たとえば渡辺一彦医師はこう指摘しています。「ある商品が原因になって一定の人たちが健康被害を受けることが確実なとき、その商品はたとえ大多数の人たちにとって有益だとしても、欠陥商品だ。そのような商品を開発・販売することは、企業倫理として許されるのだろうか」

しかし、メーカーは倫理より商売優先なのでしょう。「香りが長続き」「濃厚な香り」などをうたう新商品を競うように売り出し、空気の汚染に拍車をかけています。

しかも業界は、外部からの疑問に答えようとしません。筆者と編集者は本書の出版にあたり、日本石鹸洗剤工業会・P＆Gジャパン・花王・ライオン・日本香料工業会・高砂香料工業に取材を申し込みました。しかし、取材には応じず、日本石鹸洗剤工業会が6項目の具体的な質問に対し、工業会と会員各社の柔軟仕上げ剤への取り組みをまとめた回答を文書で寄せただけです（注6）。

注2　国民生活センター「柔軟仕上げ剤のにおいに関する情報提供」（同センターのサイト）

注3　消臭志向や香りブームはメーカーなどによってつくられた面もある。消臭商品や香り商品の新製品が発売される前後数カ月の間に、関連のアンケート結果やまとめ記事がネットに掲載されることがしばしばあるからだ。たとえば、女性社員が最も気になるのは男性社員の衣服にしみついてニオイであり、その対策としては消臭剤を使うのが効果的——といった内容のアンケートである。

注4　水城まさみ「クリーンエア」（「国立病院機構盛岡病院化学物質過敏症外来便り」2013年8月号）

注5　環境基本法によれば、公害とは、事業活動その他の人の活動に伴って生ずる相当範囲にわたる大気の汚染・水質の汚濁（中略）・悪臭などによって、人の健康または生活環境に係る被害が生ずることである。

注6　回答の全文は次の通り。

当工業会および会員各社は、柔軟仕上げ剤の原料および製品の安全性について責任をもって取り組んでおり、安全性を確認した製品を製造販売しています。また2013年秋以降、生活者の方々に対しては、当工業会の広報紙・冊子・ホームページ、各社の製品表示・ホームページなどで情報提供し、柔軟仕上げ剤を使用するときに周囲にもご配慮しながら、使用量の目安を守って使っていただくよう、啓発活動を継続しております。今後も、当工業会および会員各社は啓発活動を進めていく所存です。

3　空気汚染はさらに広がる

◆香料自粛などを要望したが
――被害者たちも動きました。

悪化する一方の事態にたまりかね、被害者と支援者で結成した「香料自粛を求める会」など4団体は2013年12月、文部科学省に対し、教職員や児童生徒に強い香りの着香製品は自粛するよう呼びかけてほしいと要望しました（注7）。

続いて翌年1月には厚生労働省に対し、①香料の健康影響を広く知らせるとともに、規制に必要な調査・研究を始める、②保育園・病院・福祉施設の職員・利用者・来訪者に強い香りの着香製品の自粛を呼びかける、などの要望をしました（注8）。

関西では、日本消費者連盟関西グループが13年に被害者、14年には大阪府内の消費者センターと府内市町村の教育委員会にアンケートをし、その結果を踏まえて香料による健康被害をなくすための具体的な提案をしています（注9）。

しかしその後も、政府・自治体とも実効ある対策は打ち出していません。

大阪府和泉市などが、「化学物質過敏症へのご理解とご協力をお願いいたします」とサイトに掲載したり、岐阜市・埼玉県など20を超す自治体が「香料自粛のお願い」のポスターを作成して公営施設に掲示したりしている程度です（写真）。

その一方で、佐賀県のように「大変心苦しいのですが、法的に規制がない状況のもとでは、県として香料の使用・利用の自粛を呼びかけるのは困難」とする自治体もあります（注10）。

◆「香りの空間演出」

——香りを漂わせる施設も増えています。

空気を汚染するのは、商品だけではありませ

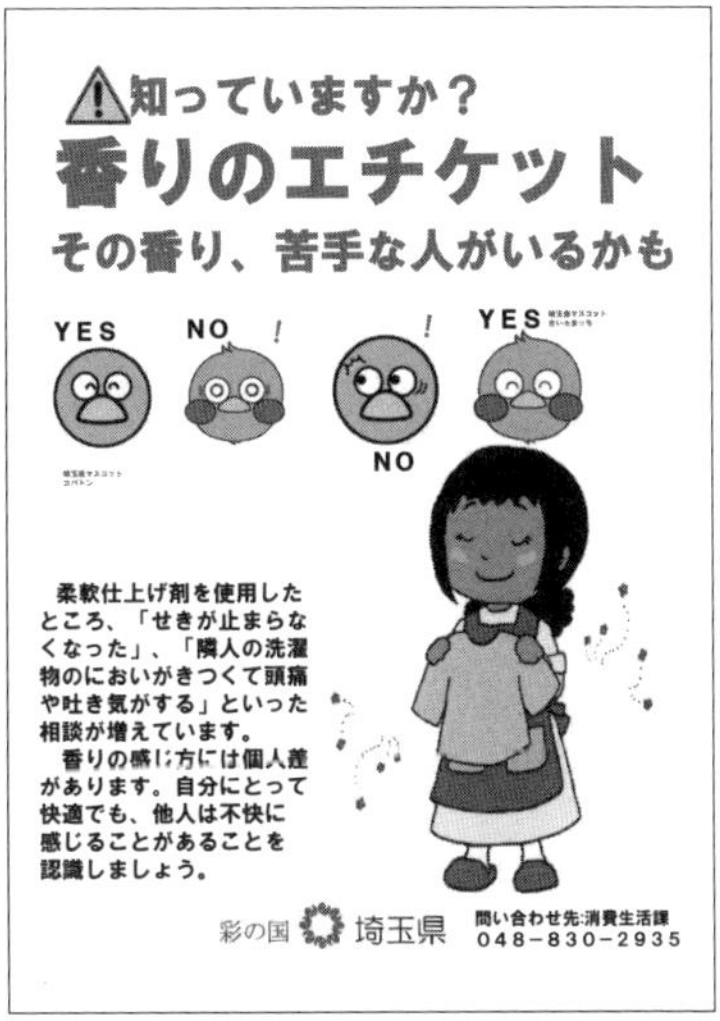
知っていますか？
香りのエチケット
その香り、苦手な人がいるかも
YES
NO
NO
YES
柔軟仕上げ剤を使用したところ、「せきが止まらなくなった」、「隣人の洗濯物のにおいがきつくて頭痛や吐き気がする」といった相談が増えています。
香りの感じ方には個人差があります。自分にとって快適でも、他人は不快に感じることがあることを認識しましょう。
彩の国 埼玉県
問い合わせ先:消費生活課
048-830-2935

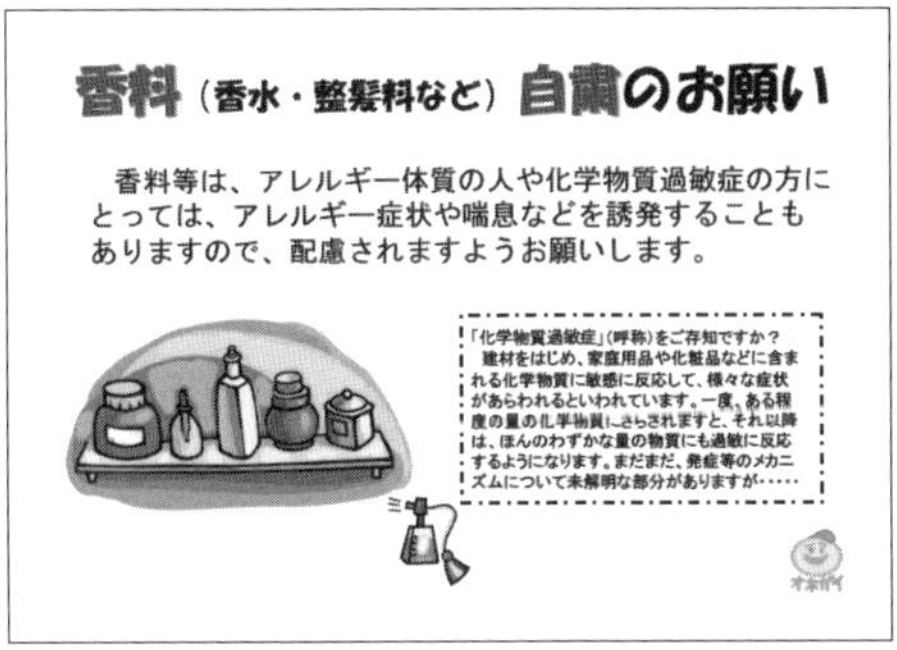
香料（香水・整髪料など）自粛のお願い
香料等は、アレルギー体質の人や化学物質過敏症の方にとっては、アレルギー症状や喘息などを誘発することもありますので、配慮されますようお願いします。
「化学物質過敏症」（呼称）をご存知ですか？
建材をはじめ、家庭用品や化粧品などに含まれる化学物質に敏感に反応して、様々な症状があらわれるといわれています。一度、ある程度の量の化学物質にさらされますと、それ以降は、ほんのわずかな量の物質にも過敏に反応するようになります。まだまだ、発症等のメカニズムについて未解明な部分がありますが・・・・・

ん。香料を拡散機（ディフューザー）で流す「香りの空間演出」がホテル・アパレルショップなどで始まり、空港の待合室・私鉄の駅・公立の図書館など公共的な場にも広がっています。

香りのデザインを業務にしている「アットアロマ」（本社・東京都世田谷区）によれば、同社はすでに全世界で２０００カ所以上の施設に納入したといいます（同社のサイト）。

たとえば首都圏の私鉄・東京急行電鉄（本社・東京都渋谷区）は２０１６年2月から始めました。周囲をガラス張りにした係員のいる「シースルー改札口」や案内所など17駅・23カ所が対象で、12種類の香りを用意して駅ごとに選択して使っていました（同年9月に中止）。

また、名鉄バス（本社・名古屋市中村区）は16年11月、夜間高速バスの名古屋～福岡線などに新型車両を導入し「アロマサービス」を開始。乗客が乗るとき乗車ドア付近に天然素材のアロマの香りがふっと香る仕組みですが、これに対しＣＳで苦しむ人たちが「乗車できない人も出る。公共の場所でのこのようなサービスはやめてほしい」と公開質問書を出しています。

地方自治体では、16年の夏に埼玉県熊谷市と神奈川県厚木市が市庁舎や図書館にアロマディフューザーを設置。ただ、両市ともアンケートの結果などを見て8月末で中止しています。

企業や自治体が香りの空間を導入するのは、それが来客・来所者へのサービスになると考えたからでしょう。社員が心地よく作業するようになれば、仕事も能率も上がると考える企業もあります。しかし、香りには好き嫌いがありますし、含まれる化学物質によって健康を害する人もいるのです。仕事の能率はむしろ下がるという研究もあります（注11）。

◆香るタクシー「ファブタク」

――〝臭くない〟タクシーも出てきたそうです。

消臭志向に便乗するビジネスはさらに広がっています。たとえば、タクシー大手の日本交通とP&Gジャパンが2016年夏に行なった「ファブタク」です。

全国を走る1万3500台のタクシーのエアコンに消臭除菌剤の「ファブリーズ　クルマイージークリップ」を設置し、8月30日から1カ月間走行させました。

ファブタクは目印として期間中は窓にステッカーを付けており、希望者は「全国タクシー」というアプリで選ぶこともできます。

「ファブタク」だけでなく、消臭芳香スプレーを置くタクシーが増えていますが、これはニオイに敏感な人にとって悩みの種です。乗車するとニオイが充満していて目がチカチカし、息もできないのでマスクをすると、そのマスクには香料がしみついてしまいます。

かりにファブタクが年中走るようになれば、CS患者はタクシーにさえ乗れなくなってしまいます。

◆図書館に「書籍消毒機」

——図書館の本が読めなくなった、というCS患者がいます。

いま「書籍消毒機」が全国の図書館に広がりつつあります。

書籍消毒機は電子レンジのような構造になっています。中に本を入れてボタンを押すと、風が出てパタパタとページをめくり、ページの間を掃除するとともに、紫外線と消臭抗菌剤を噴出させて消毒・消臭をする仕組みです。

「借りた本に残る汚れ・雑菌・髪の毛・食べかす・タバコのニオイなどが不快」という利用者の声が２０１１年ごろから増えたため、開発されました。すでに全国３００以上の施設に設置されているといいます。

「図書館の本が汚れていても、細菌やウイル

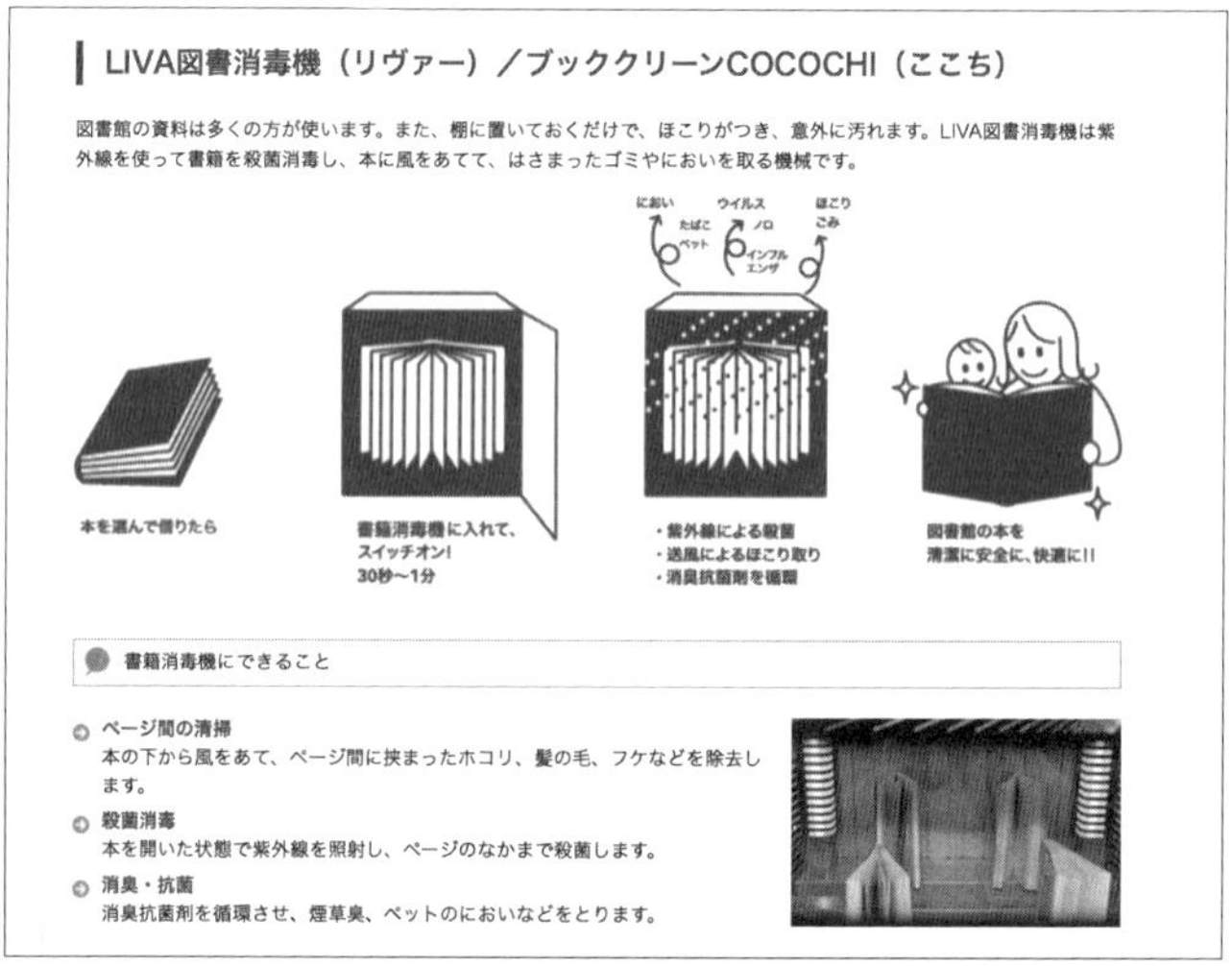
LIVA図書消毒機（リヴァー）／ブッククリーンCOCOCHI（ここち）
図書館の資料は多くの方が使います。また、棚に置いておくだけで、ほこりがつき、意外に汚れます。LIVA図書消毒機は紫外線を使って書籍を殺菌消毒し、本に風をあてて、はさまったゴミやにおいを取る機械です。
におい
たばこ
ペット
ウイルス
ノロ
インフルエンザ
ほこり
ごみ
本を選んで借りたら
書籍消毒機に入れて、
スイッチオン!
30秒～1分
・紫外線による殺菌
・送風によるほこり取り
・消臭抗菌剤を循環
図書館の本を
清潔に安全に、快適に!!
書籍消毒機にできること
ページ間の清掃
本の下から風をあて、ページ間に挟まったホコリ、髪の毛、フケなどを除去します。
殺菌消毒
本を開いた状態で紫外線を照射し、ページのなかまで殺菌します。
消臭・抗菌
消臭抗菌剤を循環させ、煙草臭、ペットのにおいなどをとります。

図書館流通センター（TRC）のサイトより

スを過剰に心配することはない」と専門家はみており、書籍消毒機を設置すべきかどうか、あちこちで論じられていますが、被害者は化学物質に敏感な人たちです。

東京都新宿区のCS患者は、近くの図書館に書籍消毒機が設置されて以来、本を借りられなくなりました。本に消臭抗菌剤が残っていると反応が出るからです。

◆公的な規制が必要だ

――きれいな空気が失われ、化学物質に敏感な人たちがさらに生きづらくなっている実態を見れば、何らかの公的な規制が必要だと思いますが。

その通りです。たとえば以下のような対策が考えられます。

▽政府・都道府県・市町村は、香料による健康被害の実態を調査し、被害が頻発・拡大していることを広く知らせる。消費者センターなどに苦情を受け付ける窓口を設ける。

▽同時に、学校・保育園・図書館や病院・介護施設などでは香料を使用しないよう指導する。とくに子どもを香料被害から守るように、教職員・医療関係者・保護者などを指導する。

▽政府は、商品に含まれる香料の成分名を具体的に表示するようメーカーなどに義務づける。

少なくとも、アレルゲン（アレルギーの原因物質）となる香料成分の表示を義務づけた欧州連合（ＥＵ）並みの措置を実施する（Ⅳ章－１を参照）。

▽香り商品にはタバコと同じように、「香料によって健康被害を受けることがある」という趣旨の表示を義務づけ、テレビ・雑誌などの宣伝・広告は自粛させる。

注7　香料自粛を求める会など「学校等における香料自粛に関する要望」

注8　同「香料の健康影響に関する調査および病院・保育園等における香料自粛に関する要望」

注9　日本消費者連盟関西グループ「香りが苦しい」「同ＰａｒｔⅡ」

注10　佐賀県民の「香料被害のポスター掲示のお願い」に対する同県の回答

注11　渡部和男氏によれば、エアフレッシュナーを用いると作業効率が高まるかどうか調べた研究が２００９年に発表されている。被験者に単語を思いだささせるなどの検査をしたところ、香料の効果は認められず、逆に一部では能率が低下したという（渡部和男「香料の健康影響」＝同氏のサイト）http://www.maroon.dti.ne.jp/bandaikw/archiv/chemicals_in_general/fragrance_and_health.pdf

Ⅱ章——化学物質過敏症（CS）とはどんな病気か

1　症状は多様で、個人差が大きい

◆ごく微量の化学物質に反応

——香りつき商品の増加などで増えている化学物質過敏症（CS）とは、どんな病気ですか。

わずかな化学物質でも取り込むと、全身にさまざまな症状が出る病気で、日本では2009年に病名として登録されました（注1）。

一度に多量の化学物質を取り込んだり、少量でも長期にわたって取り込み続けたりすることによって、その人の許容量を超えたときに、身体の反応として発症します。取り込むことを曝《ばく》露《ろ》・被《ひ》曝《ばく》・曝《さら》されるといいます。

いったん過敏症を獲得すると（これを感作《かんさ》という）、その後はさまざまな物質に強い反応が出るようになり、合成化学物質だけでなく、自然の物質に反応する人もいます。

前出の宮田幹夫医師によれば、その特徴の一つはごく微量の汚染物質で反応が出ること。体内に入った化学物質（薬剤や農薬など）で病気や身体の機能異常が起きる「中毒」はppm（1

00万分の1）単位の用量で発症しますが、CSはその1000分の1のppb（10億分の1）単位かそれ以下の用量で反応します（注2）

また、症状が実に多様でさまざまな器官に出ること、個人差がきわめて大きいことも特徴です（注3）。症状を器官別に見ると、以下のようになります。

▽目＝かすむ・チカチカする・涙が出やすい・かゆいなど。
▽鼻＝鼻水が出る・詰まる・かゆい・鼻血が出るなど。
▽耳＝耳鳴りがする・痛い・聞こえにくいなど。
▽口やのど＝渇く・よだれが出る・のどが痛い・声がかすれるなど。
▽消化器＝下痢や便秘を起こす・吐き気がする・おなかが張るなど。
▽腎臓・泌尿器＝トイレが近くなる・尿がうまく出ない・性衝動が低下するなど。
▽呼吸器・循環器＝咳やくしゃみが出る・喘息を起こす・脈が速くなるなど。
▽皮膚＝湿疹・じんましん・かゆみ・汗の量が多いなど。
▽筋肉・関節＝筋肉が痛む・肩や首が凝る・関節が痛むなど。
▽産婦人科関連＝のぼせる・手足が冷える・生理不順になるなど。
▽精神・神経＝頭痛がする・うつ状態になる・記憶力や思考力が低下するなど。

◆問診重視で診断

――こんなに多様だと、診断も難しいでしょうね。

患者は症状に応じて眼科・耳鼻科・内科・婦人科などを受診しますが、原因がわからず、風邪や更年期障害とされたり、「不定愁訴」（特定の病気としてまとめられない体の不調の訴え）とされたり、「気のせい」にされたりすることが少なくありません。

そうした治療を受けてもいつまでも治らず、別の症状まで出るようだったら、ＣＳを疑ってほしいと宮田医師は言っています。

子どもの場合は自分の症状をうまく説明できないので、とくに注意が必要です。ＣＳは体調の悪さだけでなく、興奮しやすくなる・粗暴になるなど行動の異常として表れることもあるので、保護者も担任の先生もＣＳの可能性を見逃さないことが大切です。

――ＣＳの診断はどのように行なわれるのですか。

専門医は問診を重視します。医師はまず受診者に生活歴・家庭環境・職場環境を質問し、表1に示したような「主症状」や「副症状」があるかどうか調べます。さらに検査機器を使い、瞳孔・目のピント合わせの検査（自律神経の機能を調べる）や、眼球運動・コントラスト感度検査（脳神経系の機能を調べる）などをします。

●表１　ＣＳの診断基準

主症状	１　何回も頭痛が起きる ２　筋肉痛がある ３　倦怠感や疲労感が続く ４　関節痛がある
副症状	１　のどが痛む ２　微熱が出る ３　下痢・腹痛・便秘がある ４　まぶしさを感じる・一過性の暗点が生じる ５　集中力・思考力が低下する ６　精神が不安定になる・不眠になる ７　皮膚にかゆみや感覚異常がある ８　月経過多などの異常がある
検査結果	１　瞳孔の縮み方に異常がある ２　コントラストの識別能力が低下している ３　眼球の追従運動に異常がある ４　脳の血流に異常がある
判定	「主症状２項目＋副症状４項目」または「主症状１項目＋副症状６項目＋検査２項目」を満たせば、ＣＳと診断

（出所：注１を基に岡田が作成）

その結果、「主症状2項目＋副症状4項目」ないし「主症状1項目＋副症状6項目＋検査結果2項目」という診断基準を満たせば、CSと診断されるのです。

◆シックハウス症候群（SHS）

——CSに似た症状として、自宅・職場・学校など建物の新築やリフォームが原因で発症する「シックハウス症候群（SHS）」があります（注4）。

SHSは2002年に病名が登録されました。主な症状は、①粘膜の刺激症状、②皮膚のかゆみ、③精神神経症状、④嗅覚味覚の変化、⑤分泌亢進《こうしん》などで、CSの症状とほとんど重なります。

主な原因は、室内の空気を汚染させる「揮発性有機化合物（VOC）」です（注5）。原因である建物を離れればすべての症状が解消されるのがSHSの特徴ですが、SHSからCSになる患者も少なくありません。

化学物質が建材や家具などに多用されるようになり、省エネ対策で部屋の気密性も高まった1990年代に急増して大きな問題になりました。厚生労働省は、表2に示した13物質を対象に「室内濃度指針値」（人がその濃度以下の暴露を一生受けても健康への影響はないだろうと判断される値）を定めました（注6）。

たとえば、建材や家具の接着剤や塗料に含まれる「ホルムアルデヒド」は「1立法メートル（㎥）当たり100マイクログラム（μg）」、シロアリ駆除になどに使われる「クロルピリホス」は「1μg」といった内容です（注7）。

VOCの総量（TVOC）についても「暫定目標値」（室内空気濃度の目安）を「1㎥当たり400μg」と定めています。ただし、濃度指針値や暫定目標値を守れば、絶対にSHSにならないということではありません。

また国土交通省は、①クロルピリホスを建築材料として使用することを禁止する、②ホルムアルデヒドの放散量が多い建材の使用を制限する、③新築住宅などに機械換気装置の設置を義務づけるなどの対策をとりました。文部科学省は「ホルムアルデヒド」「トルエン」など6物質について教室内の濃度を室内濃度指針値以下にするよう指導しています。

●表2　指針値が設定されている13物質

ホルムアルデヒド
トルエン
キシレン
パラジクロロベンゼン
エチルベンゼン
スチレン
クロルピリホス
フタル酸ジ‐n‐ブチル
テトラデカン
フタル酸ジ‐2‐エチルヘキシル
ダイアジノン
アセトアルデヒド
フェノブカルブ

◆代替物質も安全とは限らない

——でも、自宅や学校・職場の新改築が原因でＳＨＳやＣＳになる人が、いまも後を絶ちません。

政府の対策を受け、建築業界はほとんどの建材をホルムアルデヒドの放散量の少ない「Ｆ《エフ》☆☆☆☆《フォースター》」ラベル付きのものに替えました。

しかし、ホルムアルデヒドの代わりに使われる物質の安全性は確かめられたものではありません。代替物質が健康被害をもたらすことが少なくないのです。

たとえば規制実施後、ホルムアルデヒドの使用量は急減し、代わりに（国交省が規制していない）アセトアルデヒドが増えましたが、両者は性質がよく似ており、ともにＳＨＳの原因になります。未規制の物質はいくらでもあります（注8）。

こうした実態にどう対処するか。厚労省は２０１２年に「シックハウス（室内濃度汚染）問題に関する検討会」を約10年ぶりに再開し、指針値の追加などの検討を始めましたが、検討は遅々として進んでいません。

◆アレルギーとの関係

――CSを発症した人は、アレルギー疾患（花粉症・アトピー性皮膚炎など）や電磁波過敏症（EHSまたはES）を併せて発症しがちと聞きます。

アレルギーについてはⅢ章－1で、EHSについてはⅥ章－3で説明しますが、ここではアレルギーとCSの違いを説明しておきましょう。

CSは「化学物質アレルギー」とも呼ばれるように、アレルギーと隣あわせの病気です。二つとも化学物質に対する感受性の強い人がごく微量の物質で発症する点では同じですが、アレルギーは免疫機能の異常によるものなので、血液検査をするとIgE（免疫グロブリンE）の値が高くなるなど明確な結果が出ます。また特定の原因物質（たとえばスギ花粉）があり、それと症状（たとえば鼻炎）の関係はほぼ一定です。これに対しCSは神経系を中心とする病気で、原因物質の数がきわめて多く、症状も多様である点が異なります。

注1　この節と次の節は宮田幹夫『化学物質過敏症BOOK』（AEHF JAPAN）などを参考にした。
注2　ppmは%と同じように割合を示す単位で、1ppmはたとえば1ミリリットルに（mℓ）に1ナノグラム（ng）の化学物質がある状態、1ppbは1mℓに1ピコグラム（pg）の化学物質がある状態をいう（ナノは10億分の1）。
注3　CSは一つの病気というより「さまざまな症状が出る症候群」と考えるべきという意見もある。
注4　欧米では「シックビルディング症候群」という用語が用いられる。また学校内で起きるCSなどを「シ

ックスクール症候群」と呼ぶ。

注5　カビや微生物による空気汚染がSHSの原因になることも少なくない。

注6　ドイツの建材基準は166種類、フランス食品環境労働衛生安全庁は216物質について「室内空気最小濃度」を設定している。

注7　ホルムアルデヒドは吸い込むと鼻やのどの粘膜が刺激されるなどの急性毒性が強い。クロルピリホスは有機リン系の殺虫剤で、毒物及び劇物取締法で「劇物」に指定されている（人への急性毒性がきわめて強い物質が「毒物」、それに次いで急性毒性が強いのが「劇物」）。

注8　代替物質の急増は、ある新築木造住宅について2011年に行なわれた調査が示している。この住宅ではTVOCが1㎥当たり4120μg（トルエン換算）と厚労省の暫定目標値の10倍を超えていたが、その内訳をみると規制13物質はわずか3％で、残り97％は未規制物質だった（瀬戸博「新たな段階に入ったシックハウス問題」＝全4回、財団法人東京顕微鏡院のサイト　2011年6〜12月）。

2　次はあなたかもしれない

◆女性に多い発症者

――どんな人がCSになりやすいのですか。

ＣＳは体がもつ防御反応の一種なので、だれにも発症する可能性があります。ただ許容量は化学物質に対する感受性の強さや解毒能力によって決まりますから、発症しやすい人としにくい人はあります。

性別でいうと、女性の方が発症しやすい。やや古いデータですが、ＣＳ患者の男女比（１９９７年）をみると、北里研究所病院で男性22％・女性78％、アメリカ・ダラスの環境医学治療センターで男性27％・女性73％。いずれも女性が７割以上を占めています。

女性に発症者が多い理由としては、女性の方が自宅に長くいて化学物質を取り込む量が多いこと、子どもを産む女性の方が危険な環境に敏感であることなどが指摘されています。

職種でいえば、美容師・花屋・クリーニング業・シロアリ駆除業者・塗装業者・歯科医師・薬品を扱う研究者など「日常的に薬品を扱う人たち」や、印刷・書店・図書館関係者など「インクの多い職場で働く人」「パソコンなどＯＡ機器を長時間扱う人」は発症する可能性が高い。

さらに「新築やリフォームをしたばかりの自宅に住む人」「交通量の多い道路や交差点の近くに住む人」「農薬や消毒薬の空中散布が行なわれた農地やゴルフ場の近くに住む人」も注意すべきです。

ＣＳ患者でもある建築家の足立和郎《あだちかずろう》氏は、次のような人は「ＣＳ予備軍」なので、急いで生活環境と生活用品を見直すよう勧めています（注９）。

▽最近、においに敏感になった、▽新しい住宅に引っ越してから体調がすぐれない、▽家をリフォームしたら、においに敏感になった、▽性格が変わり、怒りっぽくなった、▽家族が外出から帰ると、いらいらする、▽着ていた洋服のにおいに耐えられない。

◆治療法は生活改善

――ＣＳに治療法はあるのですか。

いまのところ、即効性のある治療法はありません。体内の化学物質の総量を減らすために地道な努力を続けること、具体的には次の三つが基本です（重症の場合は転地療養が必要になる）。

▽新たに体内に取り込む化学物質をできるだけ減らすこと。そのためには生活環境から化学物質を取り除き、換気をよくし、安全な食材を選んで食べることが必要です。Ｉ章－１で紹介したＣさんはこれを徹底している。

▽すでに取り込んだ化学物質をできるだけ排出すること。有害物質を排出する働きのあるビタミンやミネラルの補給が必要で、解毒力の強いグルタチオンやタウリンが処方されることもあります。快便によって腸内に毒素をため込まないようにすることも大切。

▽そして健康増進に努めること。早寝早起きの規則正しい生活をし、適度な運動をして汗をかく。うつ状態になりがちなので、気分転換をはかり、免疫力を上げることが必要。

治療法についてはⅥ章－4・5で具体的に説明しますが、化学物質過敏症支援センター（以下、ＣＳ支援センター）がまとめた『化学物質過敏症　対応は予防　原因は生活環境に』（以下『対応は予防』）などがあるので、信頼できるものを参考にするといいでしょう（注10）。

◆課題は山積み

——ＣＳを診断する医療機関が少ないと聞きます。

ＣＳは２００９年に病名が登録され、病気として公的に認知されました。この結果、診断書を学校や職場に示して対策を求めることや、医療保険を利用することができるようになりました。でも、課題は少なくありません。

まず、ＣＳという新しい病気を正しく理解している医師が少ないことです。普通の医療機関が行なう検査では異常が出ないこともあり、「ＣＳは心の病・精神疾患だ」と考える医師さえまだいます。ですから、正しい診断のないまま精神科などへ回されるケースが少なくありません。

専門的な診察を受けられる医療機関が少ないことも、患者にとっては深刻です。全国の各県に少なくとも一つはほしいところですが、むしろ減少傾向にあります。

この結果、たとえば北里研究所病院（東京都港区）などは半年待ちの状態だといいます。患者は診察を受けるのも、診断書を書いてもらうのも容易ではないのです。

なぜＣＳの診療機関が少ないのか。その最大の理由はＣＳ医療の収益性が低いことです。宮田医師は北里大学を退官後、東京都杉並区に専門クリニックを開きましたが、借金を返済していくのがやっとだといいます。検査機器や施設の整備に費用がかかったうえ、問診に時間がかかるからです。

普通の内科医は診察とカルテ書きなどを合わせ、患者一人に必要な時間は平均10分程度で、これなら１日に40人ほどの診察ができます。しかしＣＳの場合は一人30～40分はかかるので、１日に７～８人しか診察できません。

病名登録によって保険医療の対象になりましたが、宮田医師によれば、治療法の一つであるビタミンＣの投薬には保険が適用されないなど制約が多く、使いにくい制度になっています。こうした点の改善も課題です。

Ⅰ章－1で紹介したBさんのように、生活のために苦痛をこらえて働き続けるCS患者が多いのですが、重症になれば働くことはできません。この人たちの生活をどう支えるかも問題です。

障害年金の受給はたいてい認められるようになりました（注11）。しかし、労災保険は審査のカベがまだ高いといいます。多くの判定医がCSを十分に理解していないためと考えられており、改善が必要です。

また裁判でCSを認めてもらうには、被害者が化学物質に曝露したことを立証する必要がありますが、これがなかなか難しいという問題もあります。

注9　足立和郎編著『もしも化学物質過敏症になってしまったら』（アットワークス）

注10　足立和郎『改訂　化学物質過敏症を工夫で乗りきる　①住まい対策実践編』『同　②暮らし対策実践編』（いずれもアットワークス）など。

注11　障害年金は一度不支給になってもあきらめないことが大切で、審査請求や再審査請求もできると安藤克之・社会保険労務士は書いている（『CS支援』93号）。

3　中学3年生の18％が「CS様の症状」

◆女性の3人に一人が「香害」を経験

――「香害」を経験した人やCSに悩む人は、全国にどれくらいいるのですか。

公的機関による全国的な調査はありませんが、企業や研究者による調査はいくつかあるので、三つを紹介しましょう。

まず、20〜50歳代の女性の被害状況やそれへの対応を明らかにしたアンケート結果です。シャボン玉石けん（株）＝本社・北九州市＝が2016年4月に実施した「香りつき洗濯洗剤に関する調査」によると、20〜50歳代の女性の32％が「人工的な香料のニオイで、頭痛・めまい・吐き気・関節痛などの体調不良」を経験していました（注12）。

このアンケートは、プレゼント応募サイト「ここワン」の会員を対象にしたもので、415人が回答しました。それによると、「香りつきの洗濯洗剤を毎日使用している人」が48％と半数近くに達し、51％の人が「人工的な香りで体調不良を起こす『香害』が問題になっているのを聞いたこと」があると答えています。

そして、「人工的な香料のニオイで体調不良になったことがある人」は、「常に」が3％、「ときどき」が29％もあり、（無香料の洗濯洗剤を使うなど）「香料から遠ざかった場合、不調が軽減した人」は54％もいた――とのことです。

注目されるのは、体調不良を起こしたことがあるにもかかわらず、定期的に香りつき洗濯洗剤を使用している人が全体の22％もいたことです（注13）。

体調不良を経験しながら香りつき洗剤を使い続ける人が2割もいるのは、なぜなのでしょうか。調査の担当者は、体調不良の原因が香りにあることが理解できないまま、洗剤を価格・香りの好み・パッケージの見た目などで選んでいるからではないか、とみています。

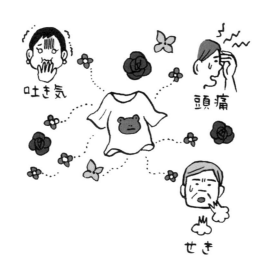

◆CSの可能性が高い人が7・7%も

——研究者による調査はありますか。

CSの「患者」や（発症の可能性が高い）「高感受性集団」に関する全国規模の調査が2012年1月に実施されています。

東《あずま》賢一・近畿大学准教授と内山巌雄・京都大学名誉教授が「自記式調査票（QEESI）」を用い、ネット経由で7245人から回答を得たものです（注14）。

QEESIはアメリカのミラーらが開発した調査票です。5項目500問の質問に答えてもらい、その得点によってCSかどうか診断します。

その5項目は、①（タバコの煙や殺虫剤・除草剤などの）化学物質に対する反応、②「水道のカルキ臭など」その他の化学物質に対す

●表3　化学物質に対する高感受性全国実態調査結果

調査年	① CS 患者	②潜在患者	③ CS の可能性が高い人
2000 年	0.81%	0.74%	2.1%
2012 年	1.02%	4.4%	7.7%

注１　①は患者と診断された人、②は３項目を満たした高感受性集団、③は２項目を満たした高感受性集団。
注２　2012 年の②のうち男性は 3.1%、女性は 5.5%
（出所：内山・東らの論文を基に岡田作成）

る反応、③現在の症状、④症状の偽装（マスキング）、⑤日常生活の支障の程度で、それぞれ10問があります。そして「反応なし」＝0点から「動けなくなるほど強い反応がある」＝10点まで、10段階で回答してもらい、CSかどうか判断するものです。

東准教授らはこのうち3項目についてだけ質問し、「化学物質への反応」が40点以上の人、「その他の化学物質への反応」が25点以上の人、「症状」が40点以上の人を化学物質に対する感受性が高い人と判断しました。

回答の結果をまとめると、①CSの診断を受けた「患者」が1・02％、②3項目を満たした「(診断を受けていない）潜在的な患者」が4・4％、③2項目を満たした「CSの可能性の高い人」が7・7％でした（注15）。

実は内山名誉教授は、この12年前の2000年7月に同様の調査を訪問面接方式で実施し、2851人の回答を得ています。そのときの結果は、①患者が0・81％、②3項目を満たした人が0・74％、③2項目を満たした人が2・1％でした。

二つの調査結果をまとめたのが表3です。これを見ると、この10年ほどの間にCS患者の割合は3割ほど増え、CSの可能性が高い人の割合は3倍以上に増えたことがわかります。二つの調査は方法が違っているので、単純には比較できませんが、だいたいの傾向は示しているといっていいでしょう（注16）。

ところで、同じ調査票を用いた検討が2012年にデンマークで行なわれました。それによると、「化学物質への反応」が35点以上で、「日常生活の支障の程度」が14点以上の人をCSと認めるよう提案し、その条件をあてはめればデンマーク市民の8・2％がCSに当たると判定しています。

東准教授がこの条件を日本の2012年調査に当てはめると、7・5％の人が該当したとのことです（注17）。

多くの先進国には、（潜在患者を含めて）この程度のCS患者がいると考えられます。

◆小学生の1割はCS様症状

――新潟県上越市で小中学生全員を対象にした調査が行なわれたそうですが。

上越市はCSの子どもについて先進的な取り組みをしている自治体で、2006年度にはCSの児童生徒のための学級を小中学校にそれぞれ1学級設置しています。全国で初めてのことでした。

取り組みの一つとして、上越市では2005年と10年に市内の全児童生徒を対象にした調査が実施されたのです。

10年の場合をみると、永吉雅人・新潟県立看護大学准教授らが、市内76の小中学校の1万6700人の児童生徒の保護者に調査票を送り、1万4024人の有効回答を得ています（注18）。

質問内容は（表1に示した）日本のCS診断基準に準じたものです。「主症状」は4項目に「ア

●表４　ＣＳ様症状の児童生徒（新潟県上越市の場合）

	2005年	2010年
小学校１年	6.0%	6.4%
２年	6.6%	7.7%
３年	10.3%	10.6%
４年	10.1%	11.2%
５年	12.1%	13.0%
６年	11.7%	15.2%
平均	9.5%	10.9%
中学校１年		12.4%
２年		17.1%
３年		17.9%
平均		15.7%
総平均	12.4%	

◆特に嫌いな臭い

（「特に嫌いな臭い」を持つ児童・生徒からの回答）

1　タバコ（82.6%）

2　車の中の臭い（26.7）

3　香水（17.7%）

4　芳香剤（10.9）

5　油性マジック（8.4%）

6　墨汁（2.1%）

7　絵具（1.9%）

8　その他（9.6）

（出所：注 18 に基づき岡田作成）

レルギー疾患がある」を加えた5項目、「副症状」は8項目に「とくに嫌いな臭いがある」を加えた9項目です。

これについて症状の程度を保護者に尋ね、「主症状2項目＋副症状4項目以上に該当」または「主症状1項目＋副症状6項目以上に該当」の子どもは「CS様症状を示す」と判定しました。その結果をまとめると以下のようになります（表4を参照）。

▽CS様の症状を示す児童生徒の割合は、小1の6・4％から学年が上がるごとに高くなり、中3では17・9％に達した。

▽5年前に実施された児童対象の調査に比べ、CS様症状の割合は高くなった（小学校平均は9・5％から10・9％へ、2005年に小4だった児童は10年には中3になり、CS様の割合は10・1％から17・9％へ）。

▽「とくに嫌いな臭い」をもつ児童生徒に「とくに嫌いな臭い」を尋ねたところ、タバコが最も多く、車の中の臭い、香水、芳香剤、油性マジックが続いた。

医師の診断ではなく、保護者の回答による調査結果ではありますが、日本の子どもたちの（潜在患者を含めた）CS発症者が急増していることを示しています。

いまから30年ほど前、花粉症に悩む人はごくわずかでした。それがいまや国民の約3割が悩むようになったのと同じように、ＣＳの患者はこれから急増していくのではないか、とても心配です。

注12　シャボン玉石けん・ニュースリリース（２０１６年7月14日）。
注13　「人工的な香料のニオイで体調不良になったことがある人」と「定期的に香りつき洗濯洗剤を使用している人」をクロス集計した数値。
注14　内山巖雄・東賢一「化学物質に高感受性を示す人の分布の経年変化の評価」（平成23年度厚生労働科学研究費補助金分担研究報告書＝２０１２年）
注15　別の調査によれば、診断された「患者」の約8割は2項目を満たしていたので、②を潜在患者・③をＣＳの可能性の高い人と判断しても大きな誤りはないだろう。
注16　東らは二つの調査は方法が異なっているので、単純な比較はできないとし、「現在でも化学物質に感受性の高い人がある程度の割合で存在している」との結論にとどめている。
注17　東賢一・内山巖雄「化学物質過敏症の実態について」（『アロマ・リサーチ』54号。
注18　永吉雅人ら「児童・生徒（6～15歳）の化学物質過敏症様症状に関するアンケート再調査」（『室内環境』２０１３）

コラム

ＣＳ患者を支援する人たち

◎電話相談が年に２０００件

横浜市中区の年季の入ったビルの５階にある「認定ＮＰＯ法人化学物質過敏症支援センター」（ＣＳ支援センター）の事務所。毎週水曜日と金曜日は、朝10時を待ちきれないように電話の呼び出し音が響く。

ＣＳに悩む患者やその家族からの相談電話だ。待機しているスタッフが受話器をとると、患者たちは、それまでだれにも理解されなかったうっぷんを晴らすように、饒舌《じょうぜつ》に話し出す。娘や息子の発症にどう対応していいかわからず、おろおろと話す親もいる。

スタッフはそうした訴えに耳を傾けながら、事態を正確に把握するために尋ねていく。いつごろから、どんな症状が出たのか。その前後に何か生活上の変化はなかったか。そして、ＣＳに特効薬はないこと、症状を見ながら自分で対応していかなければならないこと、それには安全な衣食住に関する情報が必要なことなどを説明していく。

このような電話が年にざっと２０００件。中には１時間以上も相談が続く場合もあり、三つの電話が同時に話し中になることもある。ほかにメールでの相談が年に約４００件寄せられる。

CS支援センターは2001年に設立され、15年12月に「認定NPO」になった。相談業務に加え、会報『CS支援』の隔月発行・『安全な生活をするために 食品・生活用品リスト』などの発行・講演会の開催・一時避難施設（静岡県伊豆市）の運営などをしている。患者にとっては頼りになる「駆け込み寺」である。

スタッフは広田しのぶ理事長ら女性4人。元教員の広田さんは20年ほど前に、娘さんが職場のリフォームが原因でCSを発症したことからCSの悲惨さ・問題の根深さを知り、以来、支援一筋の生活だ。

◎市庁舎の香り拡散に質問状

「香料自粛を求める会」の小沢祐子代表は、岐阜市に住む元教員のCS患者。2005年に岐阜市に働きかけ、「香料自粛のお願い」というポスターの市有施設での掲示を実現。続いて12年には岐阜県内の医療・介護施設や学校関係者に、香水・整髪料などの過度の利用を控えるよう県の担当部局から呼びかけてもらった。体調悪化と闘いながら取り組みを続けている。

全国各地で同じような活動をしている人たちが2012年に結成したのが「香料自粛を求める会」だ。会員の多くはCS患者で、電子メールで連絡をとりながら各地でそれぞれ活動している。

たとえば2016年の夏、埼玉県熊谷市と神奈川県厚木市が「さわやかな香りでおもてなし」と銘打ち、市庁舎などで香りの拡散を始めたとき、香料の問題点などを記した質問状を送付した。両市はこれに対し香料の噴霧をやめるという内容の回答をしてきた。

支援者たちの取り組みを支える研究者の一人が渡部和男氏（岐阜県各務原市）だ。元医科大学医学部教員で、健康と環境に関する世界の研究をフォローし、毎月、自宅で開く「各務原ワークショップ」で市民にわかりやすく説明している。

このほか各地に患者会があり、患者同士の情報交換や一般向けの啓発活動をしている。

◎ただ一つのCS専門クリニック

日本でCS研究を引っ張ってきたのは、石川哲《さとし》・北里大学名誉教授（85歳）だ。アメリカでのCS研究を日本に紹介し、国内での対策を政府に提言。日本にふさわしい診断基準を策定した。

石川名誉教授に協力して研究と診断に当たってきたのが宮田幹夫・北里大学名誉教授（81歳）だ。大学退官後、日本でただ一つのCS専門クリニック「そよ風クリニック」を東京都杉並区に開いて診断に専念している。

マンションの一室を改装したクリニックは、壁も床も家具も化学物質が揮発しない材料を使った「準クリーンルーム」。看護師を含め入室者は化粧禁止・ヘアーキャップを着けるなどCS患者への配慮が行き届いている。

問診と検査をていねいにするため、1日に診察できるのは8人程度。医療保険は使いにくいため、自費診療にしている。改装や検査機器に費用がかかった影響もあり、採算はぎりぎりだ。

国内の病院にあるCS専門外来は近年、閉鎖や縮小が続いているが、宮田医師は「医師は減っても患者は減らない。体力の続く限り診療を続ける」と言っている。

石川・宮田両氏の後を継ぎ、CS研究の中心的役割を果たしているのが、坂部貢《さかべこう》・東海大学教授（60歳）。微量化学物質による健康影響を検討する環境省の検討会の取りまとめ役などを何年も務めてきた。北里大学北里研究所病院臨床環境医学センター長も兼ねている。

CS支援センターと、CS患者が多く訪れる主な病院の連絡先などを表5に示した。

●表5　相談にのってくれる窓口と診療機関

（認定 NPO）化学物質過敏症支援センター
横浜市中区南仲通 4-39-5F
☎ 045-663-8545
（相談専用、相談日は水・金曜日）

◆専門的な診療が受けられる診療機関（主なもの）

旭川医科大学病院
女性医学科シックハウス外来
旭川市緑が丘東 2 条 1-1-1
☎ 0166-65-2111

渡辺一彦小児科医院
札幌市白石区本通 1 丁目南 1-13
☎ 011-865-8688

札幌でむら小児クリニック
札幌市白石区菊水 5 条 2 丁目 2-5
☎ 011-826-5525

かくたこども & アレルギークリニック
宮城県多賀城市中央 1-16-8
☎ 022-368-7717

青山内科小児科
群馬県前橋市古市町 350
☎ 027-251-2861

そよ風クリニック
東京都杉並区荻窪 2-41-12-2F
☎ 03-5335-5135

日野厚生クリニック
環境アレルギー特別外来
東京都日野市日野 1321 2F
☎ 042-506-2130

百万遍クリニック
京都市左京区田中門前町 103-5
☎ 075-791-8202（予約受付）

ふくずみアレルギー科
大阪市中央区谷町 1-5-6
サンユー天満橋ビル 4F
☎ 06-6940-2702

（独法）国立病院機構高知病院
アレルギー科
高知市朝倉西町 1-2-25
☎ 088-844-3111

* 事前に確認し、予約して受診してください。
* 電磁波過敏症には対応していません。
* ほかにもあるので、CS 支援センターに問い合わせてください。

Ⅲ章——アレルギー・発達障害・不妊も増えている

1　アレルギーの病気

◆食物アレルギーの小学生が死亡

――化学物質がもたらす健康被害は化学物質過敏症（CS）のほかにもあるのではないですか。

化学物質が深くかかわっている症状のうち、アレルギー性疾患・発達障害・生殖の異常の三つを取り上げ、この章で説明しましょう。まずアレルギーです。

気管支喘息《ぜんそく》・食物アレルギー・アトピー性皮膚炎・花粉症などを「アレルギー性疾患」と呼びます。多くの先進国に共通する「環境病」です。

東京都の調査では、都内の3歳児の約4割が何らかのアレルギー性疾患を抱えています（表1）。なかでも、調査開始の1999年以来、増え続けているのが「食物アレルギー」です。

食べものが原因で、じんましん・湿疹・嘔吐・下痢・咳《せき》などが起きる病気で、卵・牛乳・小麦・大豆・そば・魚類・ピーナッツなどが原因になります。

3歳児だけではありません。文部科学省による小中高校生の調査では、食物アレルギーが2

●表1　東京都内の3歳児のアレルギー疾患罹患率

	1999年	2014年
（全体）	36.8%	39.3%
喘息	7.9%	8.5%
食物アレルギー	7.1%	16.7%
アトピー性皮膚炎	16.6%	11.2%
アレルギー性鼻炎	6.1%	9.0%
アレルギー性結膜炎	4.6%	4.8%

（出所：東京都の報道発表資料＝2015年5月＝を基に岡田作成）

●表2　小中学生のアレルギー疾患罹患率

	小学校	中学校	高校
食物アレルギー	4.5%	4.8%	4.0%
アナフィラキシー	0.6%	0.4%	0.3%
喘息	4.0%	3.0%	1.9%
アトピー性皮膚炎	3.5%	2.7%	2.1%

（注　食物アレルギーとアナフィラキシーは2013年の文科省調査、喘息とアトピー性皮膚炎は文科省による「学校保健統計調査」2015年版による）
（出所：文科省発表に基づき岡田作成）

007年の2・6％から13年の4・5％へ急増しています。

短時間のうちに皮膚・消化器・呼吸器などいくつもの臓器に同時に症状が出るのが「アナフィラキシー」です。場合によっては血圧低下や意識障害などを引き起こし、危険な状態になることもある症状ですが、文科省の13年の調査では、小学生の0・6％、中学生の0・4％、高校生の0・3％が経験していました（表2）。

2012年に東京都調布市で、食物アレルギーのある小学生が給食後に死亡する事故が起きたのも、アナフィラキシーです。

3歳児の罹患率が食物アレルギーと並んで高いのが「アトピー性皮膚炎」です。かゆい湿疹が繰り返し起きる病気で、目や耳のまわり・首・ひじやひざなど、関節の曲げ伸ばしをしているところによくできます。発症すると、精神的・肉体的な負担がとても大きい。ただ、東京都の3歳児調査でも、文科省の小中高校生の調査でも、このところ頭打ちから減少の傾向にあります。

◆国民の3割が花粉症

――花粉症に悩む人がずいぶん増えました。

「気管支喘息」は、息をする時の空気の通り道（気道）に炎症が起きて気道が狭くなり、咳・

喘鳴《ぜいめい》（ゼーゼーヒューヒュー音がする）・呼吸困難などが起きる呼吸器系の病気です。ひどい発作が起きると、夜も寝ていられず、死に至ることさえあります。

文科省の調査によると、喘息の罹患率は1967年には小学生が0・25％、中学生が0・08％、高校生が0・03％に過ぎませんでした。このように60年代には稀な病気だったのですが、80年代に顕著な増加を続け、90年代に急増しました。環境汚染の進行とともに深刻になったわけです。2010年代に入って横ばいないし減少傾向になっています。

この国では2月ごろから春にかけて「スギ花粉症」の季節になります。くしゃみ・鼻水・鼻づまり・目のかゆみなどに悩む人が増え、街はマスク姿だらけになります。秋にはブタクサやヨモギなどによる花粉症が広がります。

くしゃみなどは「アレルギー性鼻炎」、目の

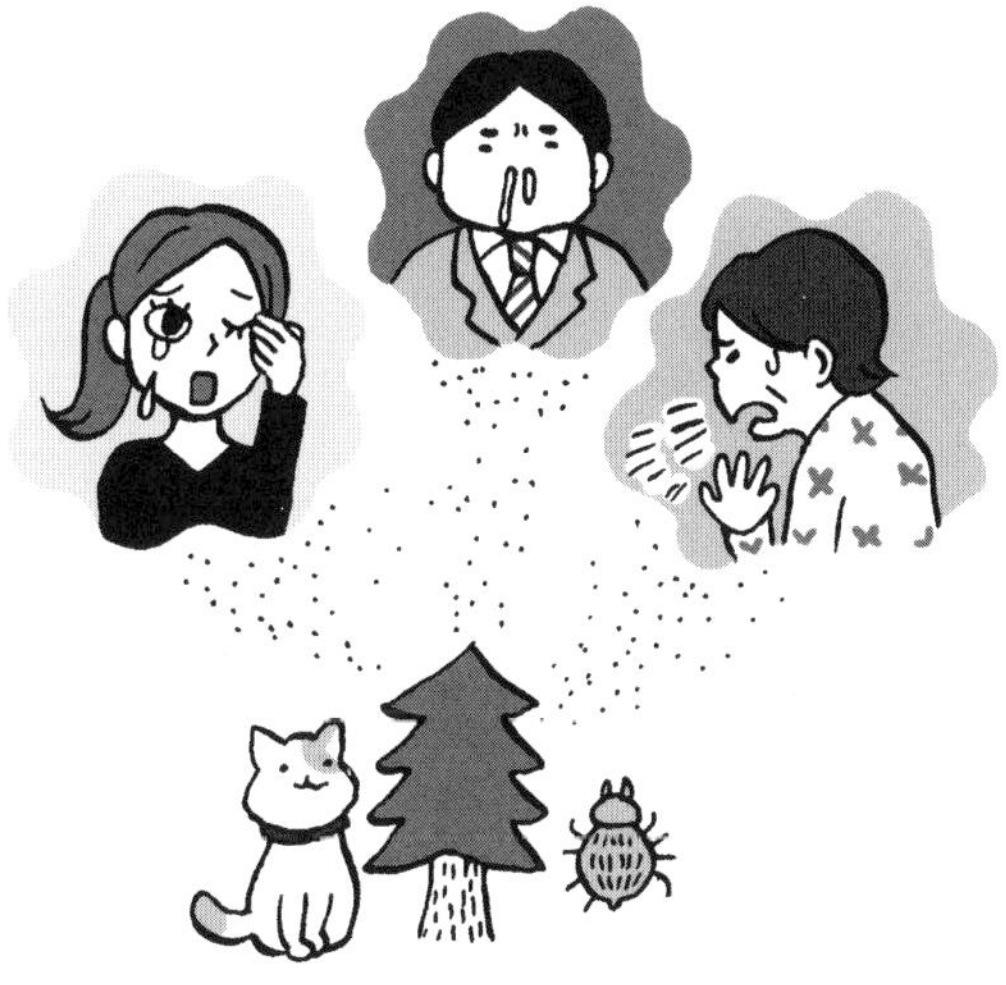

かゆみなどは「アレルギー性結膜炎」ですが、これらの症状は季節性の花粉によってだけでなく、家の中にあるもの（ダニ・ハウスダスト・ペットのフケ・毛など）が原因でも起きます。

花粉症の患者の割合（罹患率）は、１９９８年の19・5％から２００８年には29・８％に増えています（鼻アレルギーの全国疫学調査２００８）。花粉症に苦しむ人の割合はその後、さらに増えていると推定されます。アレルギー性鼻炎全体では、29・８％から39・４％に増加しました（同疫学調査）。

アレルギーになりやすい体質の子どもは、成長とともに症状が変化していきます。たとえば乳児期にアトピー性皮膚炎から食物アレルギーになり、幼児期になるとハウスダストなどによる幼児喘息を起こし、学童期にはスギ花粉症、そして思春期になると気管支喘息になるといった具合です。「アレルギー・マーチ」と呼ばれています。

◆アレルギー発症の仕組み

――アレルギー性疾患はなぜ起きるのですか。

私たちの身体には、細菌やウイルスなどの異物（抗原）が外部から侵入してくると、それに対抗する物質（抗体）を作って撃退する「免疫」という仕組みが備わっています。ところが、その防衛機能が過剰に働き、無害であるはずの抗原（食物や花粉など）にまで反応して健康に影響を与えるのがアレルギー反応です。この反応を引き起こす原因物質を「アレルゲン」と呼びます。

アレルギーは2段階で発症します。まずアレルゲンが侵入すると、リンパ球が侵入者として認識し、「IgE抗体」(免疫グロブリンE＝アレルギーを引き起こすたんぱく質)を作って「マスト細胞(肥満細胞)」という細胞にくっつけておきます。このIgE抗体が少しずつたまっていって一定のレベルに達すると、過敏性を獲得するのです。

そうした状態になったところへアレルゲンが再び侵入すると、突然、IgE抗体が反応してヒスタミンなどの「伝達物質」を放出し、これが神経を刺激して炎症を起こします。炎症が気管支で起きれば喘息に、鼻や目で起きれば花粉症になります。

◆深くかかわる化学物質

――アレルギー疾患の増加と化学物質は関係があるのですか。

アレルギー疾患がここ数十年間に急増し、「国民病」とまで呼ばれるようになった最大の原因は、近代化による私たちの暮らしの変化です。

食生活では、食べものに含まれる農薬・化学肥料・食品添加物や高カロリーで脂質・糖分の多い食べものが増えましたが、これらが腸内環境を悪化させます(注1)。住生活では、家の気密性が高まり、ダニやハウスダストが増加。大気汚染も進みました。これらは人の免疫機能を低下させます（花粉症のアレルゲンは、スギなどの花粉に大気汚染物質が付着したものと考えられる）。

清潔すぎる環境も問題です。免疫機能は生後間もない時期に発達するのに、最近は乳児をできるだけ無菌状態にしようとしますから、免疫機能が育たない。小さいころから自然の中で泥んこになって遊んでいると、さまざまな菌への耐性が得られるのですが、そうした機会が少なくなりました。逆に抗菌グッズなどが普及して（人にとって有益な）常在菌や腸内細菌まで殺しています。

運動不足とストレスの増加も免疫機能を低下させます。

「合成界面活性剤」（合成洗剤の成分）の影響を指摘する研究者もいます。合成界面活性剤は（Ⅳ章－3で詳しく説明するように）シャンプー・歯磨き剤・洗濯用洗剤などに含まれ、日常生活で多用されていますが、目・鼻の粘膜や全身の皮膚に付着し、異物の侵入を防ぐバリアである「皮脂膜」を破壊する力が強いのです。

粘膜や皮膚に付着したスギ花粉などは、バリアがなければ体内に容易に侵入します。それがIgE抗体を増やしていき、ある日突然、花粉症などを引き起こすと考えられています。

注1　三大アレルゲンの一つ・小麦の場合、（ポスト・ハーベスト農薬が残る）輸入小麦では食物アレルギーが起きていたのに、低農薬の国産小麦に変更したら起きなくなった例がある。

2 発達障害

◆三つのタイプ

――発達障害って何ですか。

脳の発達過程で特定の神経回路だけが損なわれ、特定の行動だけがうまくできない症状のことです(注2)。次の三つの型(タイプ)があります(注3)。

第一のタイプが「広汎性発達障害」です。この人たちは、他人の意図や自分がどんな立場にいるかを理解できず、状況がつかめないため、周囲とトラブルを起こしやすい。また自分と他人との違いを的確に認識することができないため、自分のうちに閉じこもったり、特定のことにこだわったりします。

広汎性発達障害は程度がきわめて強い人から弱い人まで存在し、連続体(スペクトラム)のようになっているので「自閉症スペクトラム症」とも呼ばれます。「アスペルガー症候群」の人たちもこれに含まれます。

第二は「学習障害」（ＬＤ）です（注４）。知的能力に問題はないのに、読み・書き・計算・推論など特定の分野だけがうまくできず、たとえば単語をひとまとまりとして読むことができません。一文字ずつ拾い読みしていくので、読み誤っても気づかない、といったことが起こります。数字や計算が苦手な人もいます。

第三のタイプは「注意欠陥多動性障害」（ＡＤＨＤ）です（注４）。この人たちは注意を集中し続けることや自分をコントロールすることが苦手。周囲とトラブルを起こしやすく、多動・多弁、しかも衝動的に行動することが多い人たちです。

――落ち着きのない子どもは少なくありませんが、発達障害かどうか、どのように見分けるのですか。

三つのタイプとも症状が軽い場合は外見ではわからないし、定型的な発達（大多数の人の発達過程）との境界もはっきりしませんが、同年齢の子どもに比べて症状がたびたび起き、家庭でも学校などでもトラブルをしばしば起こすような場合、発達障害とされます。ただ、子どもごとに症状は多様で個性との連続性もあり、線引きは難しい。診断基準も確立していません。

発達障害の多くは幼稚園や小学校の段階で判明しますが、社会人になってからわかる人たちもいます。学生時代はやり過ごせても、仕事に優先順位をつけたり、その場の空気を読んだりできないと、社会生活は円滑に進まないからです。

また、発達障害の人たちは二つないし三つのタイプを併せもつ場合が少なくありません。周囲に叱られ続けて自分を責め、うつ病などの二次障害を引きおこすことも多く、不登校や引きこもりの背景にもなっています。

◆小学生の約1割が軽度の発達障害

――発達障害の子どもは何人くらいいるのでしょう。

文部科学省の2012年の調査が手がかりになります（表3）。全国から小中学校を600校ずつ抽出し、学習障害・ADHD・広汎性発達障害に関する質問票を配って児童生徒一人ひとりについて回答してもらい、集計し

●表3　学習面・行動面で著しい困難を示す児童生徒（推定）

（小学生）	7.7%
1年生	9.8%
2年生	8.2%
3年生	7.5%
4年生	7.8%
5年生	6.7%
6年生	6.3%
（中学生）	4.0%
1年生	4.8%
2年生	4.1%
3年生	3.2%

（出所：注7に基づき岡田作成）

た結果です。

それによると、「学習面または行動面で著しい困難を示す」児童生徒は小学校で7・7％、中学校で4・0％（合計で6・5％）でした（注5）。これを基に推測すると、発達障害の可能性のある子どもが、全国に約60万人いることになります。

この調査は普通学級を対象にした調査なので、特別支援学校・特別支援学級の子どもや統計もれの子どもを加えると、小中学生の約1割が「軽度の発達障害」ではないかと市川広伸・日本発達障害ネットワーク理事長はみています（注6）。

発達障害の急増に対処するため、発達障害児（者）の療育・教育・就労を支援する「発達障害者支援法」が2005年に施行され、各県に支援センターが設置されました。07年度には「特別支援教育」が始まり、特別な支援を必要とする小中学生のための「特別支援学級」の整備が進められています（表4）。

●表4　特別支援学級などの在籍者数（万人）

（年）	2015	05年比	割合
特別支援学校	約7	1.3倍	0.69%
特別支援学級	約20.1	2.1倍	2.00%
通級による支援	約9	2.3倍	0.89%
（合計）	36.2	増加傾向	3.58%

注1　割合＝全児童生徒に占める割合
注2　特別支援学級のうち「自閉症・情緒障害」は約9万人
注3　通級による支援＝普通学級に在籍し特別支援を受ける児童生徒
（出所：注10を基に岡田作成）

発達障害の人たちは早くから正しい「療育」（治療と教育）を受け、周りの理解や支援があれば、社会で十分にやっていけます（注7）。まじめで正確に仕事をする長所に着目し、発達障害の人を積極的に採用する企業も出始めています。

しかし、専門知識をもった医師や教師は不足しており、治療と教育の現場では混乱も見られます。たとえば12年の文科省の調査では、発達障害の可能性のある子どもの約4割が特別の支援を受けていませんでした。

◆1990年代ごろから急増

――発達障害の子どもたちはいつごろから増えたのですか。

アメリカのカリフォルニア州には自閉症の登録制度があり、データが完備しています。それによると、自閉症の子どもは1970年代に増え始め、88・89年ごろから急激に増加しました。2009年に発表された研究では、①90年から2006年にかけて自閉症児が7倍以上に増えたこと、②診断基準の変更や専門医の診断を受ける子どもの増加という事情だけではこの急増は説明できないことなどが明らかになっています。

さらに2012年の研究では、2003年生まれの子どもが自閉症になる割合は、1992年生まれの子どもの16・6倍になっています（注8）。

日本では、河村雄一氏（豊田市こども発達センター）らが２００９年に愛知県豊田市で実施した調査があります。これによると、１９９４〜96年に生まれた子どもの広汎性発達障害の発生率は１・８％で、約20年前の調査の11倍です。

この間に診断基準の改定などがあったので実際の倍率はこれほどではないにしても、広汎性発達障害の子どもが20年ほどの間に急増したのは間違いないでしょう。

◆増加の最大の原因は「環境中の化学物質」

――発達障害の子どもたちが１９８０年代末から急増したのはなぜですか。

脳科学者の黒田洋一郎・環境脳神経科学情報センター代表は「最大の原因は環境中に存在する合成化学物質の増加」とみています（注９）。

発達障害は「複数の遺伝子と環境要因の相互作用」によって起きるのですが、発達障害になりやすい遺伝子を親から引き継いだとしても、その遺伝子が実際に働く（発現する）かどうかは環境要因によって決まります。そして近年の研究によって環境要因が従来の想定以上に大きな影響を与えることがわかってきました。

黒田氏によれば、人の脳は１０００億もの神経細胞が他の神経細胞とシナプス（神経細胞間の接合部分）で結合された無数の「神経回路」で形成されており、これが認知・記憶・運動などあらゆる行動のもとになっています。

神経細胞は胎児期や乳幼児期に形成され発達するのですが、その過程は各種のホルモンや神経伝達物質といった「体内化学物質」によってきわめて精緻に調節されています。

その発達過程でホルモンや神経伝達物質によく似た「人工の化学物質(農薬などの微量成分)」が体内に入ってくると、神経回路の形成が攪乱されてしまいます。ほとんどの神経回路は正常に発達したのに、ほんの一部の神経回路が正常に形成されないと発達障害になるわけです。

――そうした考えを裏づける研究があるのですか。

動物実験や疫学研究(病気などの発生と原因との相関関係を調べる研究)がいくつも発表されています。その一つが、「有機リン系農薬がＡＤＨＤを引き起こす可能性がある」としたハーバード大学チームの研究です(２０１０年)。

チームはアメリカの一般家庭の8～15歳の子ども１１３９人の尿の成分を分析し、有機リン系農薬の代謝物(体内で化学的に変化したもの)がどの程度含まれているか調べました。同時に親と面接し、１１９人の子どもがＡＤＨＤであると認定します。検出された代謝物の濃度とＡＤＨＤ児の関係を調べた結果、代謝物が中央値以上の濃度で検出された子どもは、代謝物が検出されなかった子どもよりＡＤＨＤの割合が約2倍になっていました。

この研究はアメリカの子どもたちが日常的に有機リン系農薬に曝露され、ＡＤＨＤになりやすくなっていたことを明らかにしました。有機リン系農薬は「農作物」と「家庭で使用される殺虫剤など」に含まれていたと考えられています。

◆四つの環境要因・六つの化学物質類

――発達障害の原因となる環境要因と有害な化学物質にはどんなものがありますか。

木村－黒田純子氏（東京都医学総合研究所）は環境要因を次の4要因に整理しています（注10）。

A　脳内に侵入した発達神経毒性をもつ化学物質
B　出産前後のトラブル（早産・低体重など）
C　養育期のトラブル（虐待・ネグレクト・低栄養など）
D　母体や新生児・乳児期の感染症＝感染による免疫異常（腸内細菌叢の異常による慢性炎症の関与）

そのうえで「子どもの発達障害を起こす可能性のある有害な環境化学物質」を次の六つに分類しています。

1　ホルモン攪乱物質（ＥＤＣ　Endocrine Disputing Chemicals＝環境ホルモン）＝ＰＣＢ・ＰＢＤＥ・ダイオキシン類・フタル酸エステル類・ビスフェノールＡ（ＢＰＡ）など
2　農薬＝有機リン系・ネオニコチノイド系・ピロスロイド系・グリホサートなど
3　重金属＝ヒ素・鉛・水銀・ニッケル・カドミウム・アルミニウムなど
4　大気汚染物質＝微小粒子ＰＭ2・5（重金属・農薬などが含まれている）・自動車排ガス・多環芳香族炭化水素（ＰＨＡ＝ベンゾピレンなどの有機汚染物質）・揮発性有機化合物（ＶＯＣ）など
5　遺伝子に突然変異を起こす発がん物質や放射性物質
6　腸内細菌叢を攪乱する抗生物質・殺菌剤・農薬類

注2　発達障害支援法（2005年施行）では、発達障害とは広汎性発達障害・学習障害・ＡＤＨＤ、その他これに類する脳機能の障害であって、その症状が通常低年齢において発現するものをいう、となっている。

注3　三つのタイプは、米国精神医学会が診断基準（ＤＳＭ）と病名を2013年に変更したのを受け、「自閉スペクトラム症（ＡＳＤ）」「限局性学習症（ＬＤ）」「注意欠陥多動症（ＡＤＨＤ）」とも呼ばれるようになった。日本の行政は世界保健機関の基準（ＩＣＤ）の病名を使っており、この本もそれを使っている。

注4　ＬＤ＝Learning Disorder（教育界では「学習についていけない子ども」を「学習障害（Learning

Disability)」と呼んでいるが、それとは異なる)。ADHD＝Attention-Deficit/Hyperactivity Disorder

注5 神尾陽子氏（国立精神・神経センター）らの大規模調査（2013年発表）では、通常学級に通う児童の2・64％が自閉症だった。

注6 市川宏伸「『発達障害者』と共に生きる社会へ」（『潮』2013年7月号）

注7 「著しい困難を示す」児童生徒の割合が小学1年の9・8％→6年の6・3％→中学3年の3・2％へ低下していることについて、古荘純一・青山学院大学教授は、本人の「困り感」や適応状況は年齢によって大きく変わる、つまり発達障害の子どもも発達することを示すと述べている（『発達障害とはなにか』＝朝日選書）。

注8 2000年代以降のアメリカの状況を示す統計としては、①疾病対策予防センター（CDC）の全米調査＝ADHDの有病率は2003年の7・8％から11年の11・0％へ8年間で1・5倍に、②CDCがアメリカ国内の6～14地域で広汎性発達障害の有病率を2000年から2年おきに調べた調査＝2000年の0・7％から10年の1・5％へ約2倍に、などがある（古荘の前掲書）。

注9 黒田洋一郎・木村－黒田純子『発達障害の原因と発症メカニズム』（河出書房新社）

注10 木村－黒田純子「農薬など環境化学物質による子どもの脳の発達への影響について」（環境ホルモン学会・第19回研究発表集会＝2016年12月）

3　性と生殖の異常

◆6組中1カップルが「不妊症」

――不妊症に悩むカップルが増えています。

日本では6組に1組のカップルが不妊に悩んでいるといわれます。そんなにも多くのカップルが「生殖補助医療」（人工授精や体外受精＝注11）の助けを借りなければ子どもができないのです。

日本産婦人科学会の２０１６年9月の発表によれば、14年に国内で約39万４０００件の体外受精が行なわれ、４万７３２２人が生まれました（累計は約43万２０００人）。この年に生まれた赤ちゃんの約20人に一人が体外受精によって生まれたことになります。

増えているのは不妊症だけではありません。妊娠はしても流産・死産・早期新生児死亡を繰り返す「不育症」も増えています。厚生労働省の研究班は、妊娠女性の約4割に流産経験があり、不育症も16人に一人の割合でいると推定しています。

――なぜ不妊症や不育症が増えているのでしょうか。

働く女性が増え、晩婚化が進んだなどの社会的要因もありますが、化学物質、とりわけホルモン攪乱物質（ＥＤＣ＝環境ホルモン）の影響を見逃すわけにはいきません。

妊娠と出産には、男性ホルモン（アンドロゲン）と女性ホルモン（エストロゲンとプロゲステロン）の正常な働きが必要です（注12）。

アンドロゲンが正常に分泌されてはじめて、十分な数と運動能力をもった精子がつくられます。またエストロゲンは排卵の準備をし、その後に分泌されるプロゲステロンは排卵を抑制するとともに受精卵が子宮内で育つように準備をします。ところがＥＤＣを体内に取り込むと、これらが正常に働かなくなります。

「ビスフェノールＡ（ＢＰＡ）」と「フタル酸エステル類」は代表的なＥＤＣですが、アメリカの調査では、体外受精の治療を受けている女性の80％からＢＰＡが高濃度で検出されています。また不妊カップルのフタル酸エステル類の体内残留値は、そうでないカップルより高濃度だったというアメリカの調査もあります（注13）。

◆男性生殖器にも異常

――性と生殖の異常は男性でも増えていますか。

多くの先進国で精子の数と質が低下し、先天性の生殖器の異常――ペニスの形が異常な「尿道下裂」や、精巣が腹部にとどまったままの「停留精巣」――が増加しています。

日本では、尿道下裂で生まれる子どもが、1974年には出生1万人当たり1・1人だったのが、2011年には5・6人へ約5倍に増えています（日本産婦人科学会・横浜市立大学の先天異常モニタリングセンターによる調査）。

生殖器の異常は、ある程度であれば外科手術で治療が可能ですが、成人後の精子の量と質の低下・妊娠率の低下・精巣がんのリスク増大などの原因になります。

――尿道下裂はなぜ増加しているのですか。

人の胎児ははじめ、すべて女性の身体をしているのですが、男性の染色体をもった胎児では妊娠7週目ごろになると、大量の男性ホルモンが分泌されます。この「男性ホルモンシャワー」によって、ペニスなどの男性生殖器がきちんと形成されると考えられています。

こうした時期に胎児が母体を通してEDCを取り込むと、正常なホルモンの分泌が行なわれず、異常な形の生殖器が形成されるわけです。

そうした考えを裏づけているのが、デンマークの研究（2008年）です（注14）。

同国で1977年から2005年までに生まれた男児92万人について調べたところ、尿道下裂の子どもの割合は28年間で2・2倍になりました。一方、(農薬に曝されやすい)ハウス栽培の女性労働者から生まれた男児と(大都市の)コペンハーゲン在住の女性から生まれた男児を比べると、尿道下裂の男児の割合はハウス栽培女性の男児が3・2倍でした。

その原因について研究者は、男性ホルモンの働きを阻害する農薬の関与を示唆しています。この研究では農薬名は特定されていませんが、別の研究によれば、欧州連合(EU)で大量に使われている上位50農薬のうちかなりの数の農薬および農薬以外の約400種の化学物質で、男性ホルモンの阻害作用が見つかっています(注15)。

この中には日本で大量に使われている殺菌剤の「プロシミドン」(商品名スミレックス、住友化学)などが含まれています。

◆生命維持に欠かせないホルモン

――ところで、発達障害にも不妊にも深くかかわっている「ホルモン攪乱物質」って何ですか。

まずホルモンについて説明します。ホルモンは、いくつかの器官(臓器)にある内分泌腺でつくられ、血液によって目的の器官まで運ばれ、その器官に作用する物質のことです。

それは生物の発達期(胎児・乳児・人では小児期の初期)には、細胞が分裂・分化してさまざまな器官が形成されるのをコントロールし、成人では、それぞれの器官が正常に働いて生殖や体調維持といった機能を発揮するようコントロールします。

すでに説明した、男性生殖器の発達における男性ホルモンの働きと、生殖における女性ホルモンの働きは、その具体例です。また「インスリン」というホルモン（膵臓の中の球形の細胞集団・ランゲルハンス島でつくられる）は、食事で血中に糖分が増えると分泌され、糖分を筋肉が使って運動できるようにしたり、余分のブドウ糖を肝臓で貯蔵できるグリコーゲンに変えたりします。これはホルモンが体調維持に重要な働きをしている例です。

このような働きをするホルモンが人には１００種類以上あり、これらの正常な働きによって健康を保っているのです。

◆発達期に曝露すると生涯にわたり影響

――そのホルモンの働きを妨げる人工の化学物質があるのですね。

人や野生生物の体外から侵入し（外因性）、体内で分泌される（内因性の）ホルモンの作用に何らかの形で干渉し、健康に有害な影響を与える物質、これがホルモン撹乱物質（ＥＤＣ）です。

日本では「外因性内分泌撹乱物質」とか（環境中にあるホルモンという意味で）「環境ホルモン」とか呼ばれています。

ＥＤＣにはホルモンと似た作用をするものも、ホルモンの作用を妨害するものもあります。これまで知られていた毒性とは異なり、間違った情報を細胞に伝えて誤作動させるという新しい毒性（シグナル毒性）をもち、次のような特徴があります。

一つは、ごく微量でも作用すること。一つの物質では影響がなくとも複数だと影響が出ることもあるため、この量以下なら安全という「閾値《いきち》」が決められません。

もう一つは、取り込む（曝露）時期によって影響が全く異なることです。成人がＥＤＣに曝露して健康に影響が出ても、その物質が除去されれば影響は消えます。

しかし発達期に影響を受けると、さまざまな器官の発達が不完全になり、その影響は一生続き、何年後・あるいは何十年後かに出てくる可能性があるのです。

ＥＤＣの影響を受ける程度の高い時期（感受期）を表５に示しました。多くの器官の感受期は胎児のうちに終わりますが、中枢神経系は20歳ごろまで続き、生殖系の感受期は胎児期と思春期の二度にわたります。

いま世界で使用されている８００以上の物質がＥＤＣとみられており、その可能性をもつ物質は数千にも及びます。

ＥＤＣは表６に示したように、私たちの身の回りにも存在しており、私たちは知らぬ間に体内に取り込んでいます。

●表5　発達期における感受期

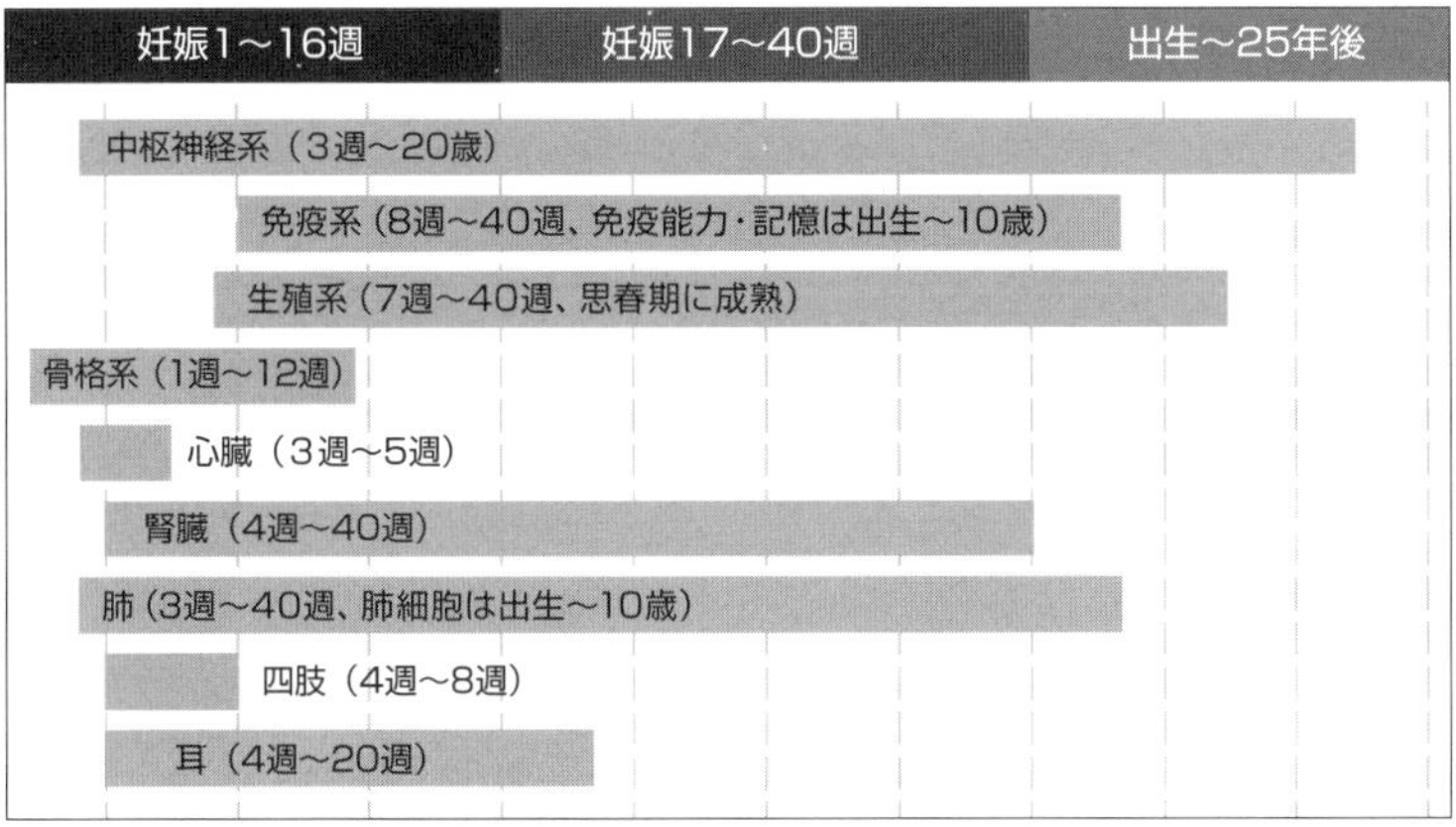

（出所：『2012年報告書』を基に岡田作成）

●表6　身の回りのホルモン攪乱物質

▽プラスチック
ビスフェノールA（BPA）・フタル酸エステル類（DEHPなど）・難燃剤（PBDEなど）・有機フッ素化合物（PFCs）

▽生活関連用品・化粧品・香料
トリクロサン・ベンゾフェノン類・合成ムスク類・パラベン（パラオキシ安息香酸エステル類）

▽家庭用殺虫剤・ガーデニング用農薬
EDCの疑いが濃い物資が多い。フェニトロチオン（MEP）・プロシミドン・テブコナゾールなどに男性ホルモン阻害作用あり

▽食品
カドミウム・水銀（メチル水銀）・ヒ素・鉛

（出所：JEPA『環境ホルモン最新事情』に基づき岡田作成）

◆日本では「空騒ぎ」とされたが

——環境ホルモンは過去の話だと思っていました。

ＥＤＣの存在はシーア・コルボーン博士らの『奪われし未来』（１９９６年）によって世界に広く知られるようになりました。日本では邦訳が出版された98年に大問題になり、環境省が疑わしい物質67を選び出して調査研究を始めたのですが、間もなく化学・農薬業界や一部の学者たちが猛烈に反発し、「(根拠のない）空騒ぎ」にされてしまいました。その後はほとんど話題にもなりません。

しかし世界では広範な研究が進められ、野生生物だけでなく人間の健康にも深刻な影響を与えることが明らかになっています。これらを国連環境計画（ＵＮＥＰ）と世界保健機関（ＷＨＯ）がまとめ、『内分泌かく乱物質の科学の現状２０１２年版』（２０１２年報告書）を公表しています（注16）。

それによると、いま世界では人の性と生殖の異常、ホルモンに関係する乳がん・前立腺がん、免疫異常によるアレルギー疾患、脳神経系の異常による発達障害などが急増しており、それらにはＥＤＣが関与していることを示す研究が続々と発表されています。

報告書はＥＤＣ問題を「世界的な脅威」であると指摘し、ＥＤＣに関する試験法を急いで開発すること、ＥＤＣを特定し曝露削減策をとること、世界的・学際的な研究計画が必要であることなどを提言しています。

注11　人工授精は女性の体内に人工的に精子を注入して妊娠・出産を試みる手法であり、体外受精は卵巣から卵子を取り出して受精させる手法。体外受精の多くでは、受精卵をいったん冷凍保存する「受精卵凍結」が実施されているが、その安全性は十分に検証されたものではない。ほかに顕微鏡下で精子を卵子の中に送り込む「顕微授精」という手法もある。

注12　アンドロゲンは、テストステロンなど数種類の男性ホルモンの総称。

注13　国際産婦人科連合（ＦＩＧＯ）は２０１５年、農薬やＥＤＣなど有害な環境化学物質の曝露により、人の生殖・出産異常が増え、子どもの健康障害や発達障害が増加していると警告した。

注14　植田武智「住友化学の環境ホルモン農薬『プロシミドン』に気をつけよう」（ＮＰＯ法人ダイオキシン・環境ホルモン対策国民会議（ＪＥＰＡ）『ニュース・レター』87号）。

注15　コルテンカンプ「内分泌かく乱作用　疾患の傾向と化学物質へのばく露」（同90号）

注16　邦訳が環境省のサイトに載っている。

Ⅳ章——それ、本当に安全ですか？　必要ですか？

1　「フレア　フレグランス」（芳香柔軟剤）

◆どんなときでも強い香りを発散

――ドラッグストアなどの棚には、強い香りをウリにする柔軟剤（洗濯用柔軟仕上げ剤）が、たくさん並んでいます。

確かに「高残香タイプ」が増えました。においは長い間使っていると鈍感になるので、利用者がより強く、長持ちする香りを求めるようになることが背景にあります。

たとえば、花王の「フレア　フレグランス」は「顔をふくたび」「（赤ちゃんを）抱きしめたとき」「汗ばんだとき」「服をぬぐとき」など、どんな

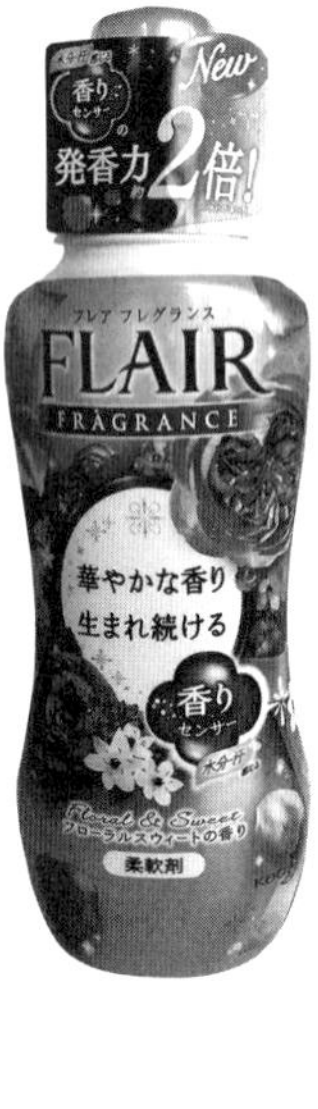

ときでも強い香りが発散されると宣伝しています（花王は高残効でない「ハミング」「ハミングＮｅｏ」もそろえている）。

またライオンの「ソフラン　アロマリッチ」は、これを使った衣服を着た人が動くたびに香りが周辺に発散されることを強調しています。

Ｐ＆Ｇジャパンの「レノア　ハピネス　アロマジェル」は柔軟剤ではなく、洗濯のさい洗濯槽に直接投入すると香料が衣類に付着する、香りづけ専用商品。ＣＭでは、衣服が香りに包みこまれ、それがはじけて周囲の人たちを魅了することを強調しています。

柔軟剤の業界全体の売り上げは、人口が減る中で年々増え続け、２０１５年には１１３０億円になったとＰ＆Ｇジャパンは推定しています。09年は７５０億円でしたから、６年で１・５倍になったことになります（注１）。

◆主成分は合成界面活性剤

――柔軟剤が原因で化学物質過敏症（ＣＳ）を発症する人もいます。柔軟剤は本当に安全なのでしょうか。

「フレア　フレグランス」には表１に示した成分が含まれています。水に次いで量が多いのは「エステル型ジアルキルアンモニウム塩」（「ＥＪＡ塩」）です。

ＥＪＡ塩は陽イオン系の合成界面活性剤で、汚れを落とす弱い洗浄の働きと、衣類をふんわりさせたり静電気を防いだりする柔軟剤の働きと、細菌を減らす抗菌剤の働きをします。

ＥＪＡ塩については日本石鹸洗剤工業会が安全性報告書を公開しています。しかし、生殖発生毒性や発がん性の試験は実施せず、類似の成分のテスト結果を基に安全と推定しているだけです（注2）。

3番目に多い「ポリオキシエチレンアルキルエーテル」（「ＡＥ」）は非イオン系の合成界面活性剤で、吸水性を保つために加えられているようです。

この合成界面活性剤は、環境省が、人の健康を損ない、動植物の生育に支障を及ぼす物質（ＰＲＴＲ法の第一種指定化学物質）に指定し、監視している物質です（注3）。またＡＥはアレルギーを起こす可能性があり、以前は化粧品に使

●表1　フレアフレグランス　フローラル＆スウィート

（成分名称）	（機能名称）
水	工程剤
エステル型ジアルキルアンモニウム塩	界面活性剤／柔軟成分／抗菌成分
ポリオキシエチレンアルキルエーテル	界面活性剤
香料	香料
エチレングリコール	安定化剤
塩化カルシウム	粘度調整剤
シリコーン	泡調整剤
防腐剤	防腐剤
アミノ酸系金属封鎖剤	金属封鎖剤

うときは表示を義務づけられていました（これについてはⅥ章－2で説明する）。このような物質ですから、使わないことをお勧めします。

◆企業秘密で隠された香料

――その次に「香料」とあります。香料とは？

さまざまな香り商品に含まれている、香りのもとです。天然または化学合成された有機化合物（化学物質）ですが、現在使われているのはほとんどが合成香料です。天然をうたっていても、抽出などのさいに使った合成化学物質が残っていることが多く、純粋の天然香料はほとんどありません。

香料は、食品に香りと味の一部をつける「食品添加物（フレーバー）」と、食品以外のものに香りをつける「香粧品香料（フレグランス）」に大別されますが、人の健康に与える影響はほぼ共通しています。

香料には4000もの種類があり、いま世界で流通している合成香料は約500種類だといいます。日本ではそのうちの300種類以上が製造されているようです。

香り商品には複数（ときには何十種類も）の香料がブレンドして使われていますが、個々の物質名は企業秘密として公表されません。秘密のベールに包まれた物質です。

◆安全性は業界任せ

――安全性は確かめられているのですか。

香料の安全性に対する規制は世界的に甘く、実効性のある法的な規制はありません。香料業界の自主規制に委ねられているのが実状です。「国際香粧品香料協会（ＩＦＲＡ）」が、「香粧品香料原料安全性研究所（ＲＩＦＭ）」の評価に基づき、安全基準（スタンダード）などを定めています。日本香料工業会の加盟社はこの基準を順守しているとのことです。

この自主規制には問題が少なくありません。米国の消費者団体「地球のための女性の声」によれば、安全研究の大部分はＲＩＦＭが実施しており、その内容はほとんど公開されていません。安全基準を定める「専門家パネル」（委員会）の審議も未公開です（注4）。「女性の声」がＩＦＲＡの公開した約３０００成分を分析したところ、１０００以上が国際機関などの公式リストで「懸念ある化学物質」とされた物質でした。国連機関は１９０種類の香料成分を「危険」とし、国際がん研究機関（ＩＡＲＣ）は7成分を「ヒトに対する発がん性が疑われる」（グループ２Ｂ）に分類しているとのことです。

◆アレルゲンから発がん物質まで――具体的にはどんな毒性があるのですか。

在野の研究者・渡部和男氏（Ⅱ章のコラムで紹介）は、世界で発表された香料関係の論文を読み、「香料の健康影響」にまとめています（注5）。それによれば、以下のように、喘息を誘発する物質から発がん物質まで含んでいます。

▽香料はアレルギーの原因物質（アレルゲン）として働く。たとえば「ベンガモットオイル」はひどい接触性皮膚炎やじんましんを起こし、即時型じんましんによりアナフィラキシーショックを起こす可能性がある。アレルギーは合成香料だけでなく、ラベンダーオイル・白檀《びゃくだん》オイルなど天然香料でも起きる。

▽喘息を誘発したり、悪化させたりすることがあり、喘息患者は香料を避けるよう勧められている。天然の香料でも、ヒナギク類・ヒヤシンス・ユリ・スズランなどの花やカバノキで喘息や鼻炎を誘発される患者が多い。

▽合成ムスク類（注6）の一部が女性ホルモンを攪乱するなど、ホルモン攪乱作用をもつ物質

がある。

▽合成ムスク類には変異原性をもつもの、他の物質の変異原性を高めるものがある。変異原性とはDNAに傷をつけ、遺伝的性質を変化させる毒性で、これがあると発がん性もある可能性が高い。天然香料でも、ローズマリーや月桂樹《げっけいじゅ》などの香気成分の一つである「テルペネオール」は変異原性を示したとの報告がある。

▽一部の香料には発がん性があり、他の化学物質の発がん性を高める香料もある。たとえば、香水・化粧品や食品添加物に広く使われている「クマリン」（桜の葉の香気成分）は、マウス実験で多様な発がん性が明らかになっている。柑橘類に含まれる「d－リモネン」は、ラットの実験で腎臓がんを起こすことが明らかになっている。

▽合成ムスク類には分解しにくい性質のものが多い。このため人体からも母乳からも検出されている。2008年発表の研究によると、「ニトロムスク」2種類（ムスクキシレン・ムスクケトン）と「多環式ムスク」5種類（ガラクソライド・トナライドなど）が初産の女性の母乳から検出されている。妊娠中に香水をしばしば用いた母親の母乳中からは高い濃度のガラクソライドが、また香料入り洗濯洗剤を使っていた母親はトナライドの濃度が高かった。

以上のような事実から渡部氏は、香料は農薬などのように法的に規制すべきものだが、実効ある規制がない現状では、公共の場などでの使用を自粛すべきだと提言しています。

◆ＥＵではアレルゲンに表示義務

――国内の研究はありますか。

熊本大学・佐賀大学などの研究班が２００５～07年に「合成香料」による人と生態系の汚染について研究しています（注7）。

研究班は、合成ムスク類の一種である「ＨＨＣＢ」が有明海と八代海にすむスナメリ（小型の鯨類）や魚介類に蓄積していることを突き止めました。また「ＨＨＣＢ」と「ＡＨＴＮ」が日本人の母乳や脂肪組織に残留していることも明らかにしています。

合成ムスク類にはホルモン攪乱作用や神経毒性を持つものがあるため、研究班は「一部の合成香料の製造・使用について何らかの制限を設ける必要がある」と結論づけています。

――公的な規制を実施している国・地域はないのでしょうか。

欧州連合（ＥＵ）が２０１３年にアレルゲンであることが明白な26の香料成分について、製品のラベルに表示を義務づける規制を始めました（注8）。26成分のうち、スズランの香りがする「リナロール」・バラの香りがする「シトロネール」・「d－リモネン」などは日本の柔軟剤から検出されています（注9）。

ＥＵは規制物質を増やしていく方針です。

アメリカやカナダでは、香料を自粛する自治体や職場が広がっており、これはコラムで紹介します。

注1　『日本経済新聞』２０１６年7月5日付。

注2　植田武智「身近な環境ホルモン　陽イオン界面活性剤」（『ＪＥＰＡニュース』97号）

注3　ＰＲＴＲ法（特定化学物質排出把握管理促進法＝化管法）は、環境汚染物質がどこからどれくらい環境中に排出されたかを把握することによって、事業者の自主的な管理を促進しようという法律。環境省は４６２物質を「第一種指定化学物質」に指定している。これらは工場などに排出量の報告が義務づけられており、家庭や自動車などからの排出量も推計・発表されている（製造や使用が規制されるわけではない）。

注4　ブライアン・ジョセフ「〝香り〟は我々を病気にしているのか」（化学物質問題市民研究会のサイトに安間武訳が載っている）。

注5　渡部和男氏のサイト（30ページ参照）。

注6　合成ムスクは、高級香料であるムスク（ジャコウ＝ジャコウネコの分泌物を乾燥させたもの）の代替

品として開発され、香水から石けんにまで広く使われている。製造方法によって「ニトロムスク」類、「多環系ムスク」類、「大環状ムスク」類に分類される。

注7　「新規有害化学物質『合成香料』によるヒトおよび生態系の汚染とリスク評価に関する研究」（05～07年度科学研究費補助金　基礎研究（B）成果報告書）。

注8　26香料の日本語リストは、渡部氏のサイトにある。

注9　静岡県環境衛生科学研究所『ちょっと気になる柔軟剤の香り成分』。

2　「ファブリーズ」（消臭除菌スプレー）

◆ニオイを香料でごまかす

――「ファブリーズで洗おう」というCMがテレビでよく流されています。

松岡修造が父親を務める「熱血家族」シリーズですね。P＆Gジャパンの消臭除菌スプレー

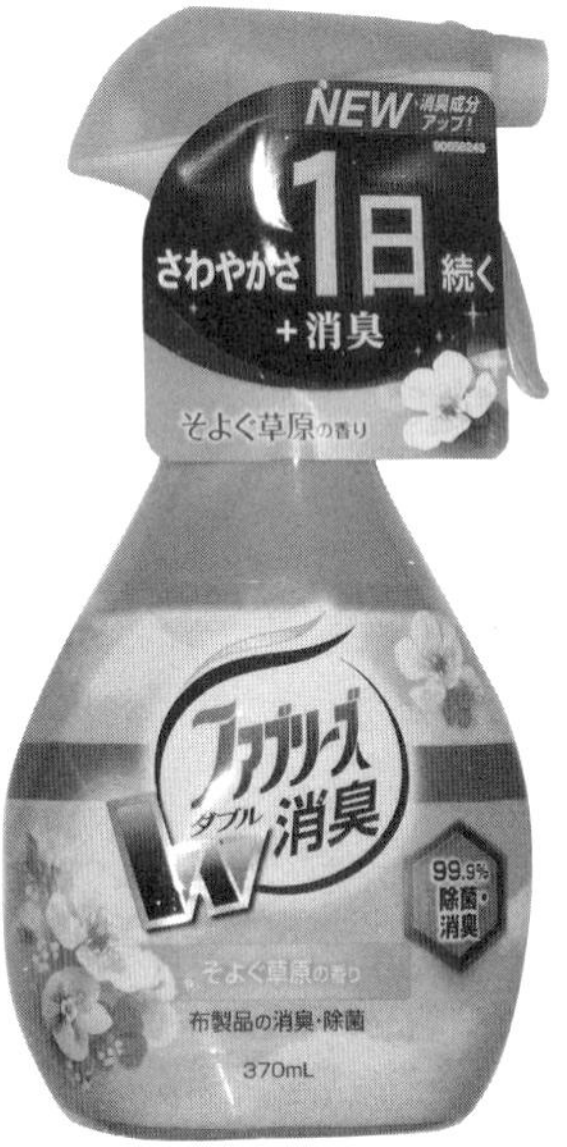

●表２　ファブリーズ　そよぐ草原の香り（主な内容）

（成分）	（働き）
トウモロコシ由来消臭成分	ニオイのもとの分子をとり込み、消臭します。
除菌成分（有機系）	Quat（クウォット）。特定の除菌成分の総称です。
	有機酸が配合されています。
香料	布からさわやかな香りを感じます。
水	ニオイのもとをつかまえるのを助けます。

の宣伝です。

このスプレーはカーテン・ソファ・カーペット・枕・布団から、こたつ・トイレ・下駄箱・車の中まで、何でも「シュッシュ」とすれば、ニオイが消え、除菌するという商品です。中高生の間では、洗濯する機会が少ない学生服やスニーカーなどに使われており、「ニオイを消すスプレー」とされています。

はじめは消臭商品でしたが、いまでは、良い香りがする「ふわりそよぐ、くつろぐ香り」シリーズと、香りが残らない「ダブル除菌」シリーズになっています。花王（リセッシュ）やライオン（ＨＹＧＩＡ）なども同じようなスプレーを販売しています（注10）。

――ニオイはどうやって消すのですか。

Ｐ＆Ｇジャパンのサイトにある「主な成分」と「働き」を表2に示しました。同社は「トウモロコシ由来消臭成分」がニオイのもとの分子を取り込み、消臭すると説明しています。

この成分はデキストリンというでん粉の一種で、消臭力はさして強くありません。そこで「香料」も配合し、消しきれなかったニオイをごまかしているのです（これをマスキングという）。

香料についてはすでに説明したように、さまざまな毒性をもつ物質があります。これが安全上の第一の問題点です。

◆危険な除菌成分・第4級アンモニウム

――除菌はどのように？

「除菌成分（有機系）」（注11）は「Ｑｕａｔ（クウォット）。特定の除菌成分の総称です」と説明されていますが、その正体は「第4級アンモニウム化合物」と呼ばれる化学物質です。第4級アンモニウムにはいくつもの種類があり、なかでも「塩化ベンザルコニウム」はとくに毒性が強い物質です。

第4級アンモニウムは生物の細胞膜を不安定にし、細胞を殺す作用をもっており、殺菌剤・医薬品・柔軟剤などに使われています。用途でよく知られているのは「逆性石けん」（殺菌力が強く、医療消毒などに用いられる）です。

ただ、人の細胞にも同じ作用を及ぼしますから、さまざまな健康被害をもたらします。その一つがアレルギーを起こすことで、医薬部外品（殺菌剤）として使われる場合は必ず表示しなければなりません。麻酔時の筋弛緩剤としても使われますが、そのさいアナフィラキシーショックを起こした例があります

逆性石けんを使うと皮膚炎の原因になり、コンタクトレンズの消毒液に使われると角膜障害が起こる可能性があります。

◆安全でなく必要もない

――危険な物質ですね。

それだけではありません。第４級アンモニウムは繁殖力を弱めるという研究が、２０１５年にアメリカで発表されています（注12）。ヴァージニア工科大学などの研究チームが発表したもので、第４級アンモニウムの一種をマウスに与えると、メスでは排卵数や発情回数が減り、オスでは精子の数と運動能力が低下しました。

日本では東京都健康安全研究センターが、新生仔《しんせいし》マウスにファブリーズの原液を与えたところ、メスの死亡率が上がるなどの影響が出たとの研究を発表しています（注13）。同センターは「リセッシュ」についても同様の実験をし、一定量以上の経口摂取は何らかの影響の可能性が示唆されていると結論づけています（注14）。

――ファブリーズは「香料でニオイをごまかし、細胞に作用を及ぼす物質で除菌する商品」というわけですね。化学物質過敏症（ＣＳ）の原因にもなります。

その通り。除菌はしても（洗濯と違って）汚れは落としませんから、またすぐに菌は繁殖します。そこで毎日のように「シュッシュ」しなければいけなくなるのです。

こんなものを家の中でスプレーしてよいわけがありません。とくに乳幼児や妊産婦がいる家庭ではやめるべきです。

部屋がにおうようなら、まず空気を入れ替える。そしてニオイの発生源をなくすことです。カーテン類はときどき洗濯し、ソファやカーペットは掃除機をかけ、布団類は外に干して日光に当てる。靴の中のニオイ対策は、布か紙の袋に入れた重曹を入れるとよいそうです。使った後の重曹はクレンザーとして再利用できます。

◆「イソシアネート」を検出と発表

――消臭除菌スプレーは安全ではなく、使う必要もないことがわかりました。芳香柔軟剤や消臭殺菌スプレーには他に問題はありませんか。

NPO法人「化学物質による大気汚染から健康を守る会」(VOC研)が2015年12月、「イソシアネート」という毒性の強い物質を検出し、CS患者などを増やしている可能性があると発表しています(注15)。

――イソシアネートって、聞きなれない物質です。

イソシアネートは、窒素（Ｎ）・炭素（Ｃ）・酸素（Ｏ）が結びついた「－ＮＣＯ基」をもった有機化合物のことです。「トリレンジイソシアネート（ＴＤＩ）」や「フェニルメタンレンジイソシアネート（ＭＤＩ）」など、たくさんの種類があります。

イソシアネートは温度が低いと固体ですが、温度が上がると液体になり、さらに上がると気体になります。また固体でも、有機溶媒で溶かすと液体状になり、その一部が気化し、空中に漂います。

イソシアネートは生活環境にはごく薄くしか存在しませんし、消失もしやすい物質ですから、検出するのは簡単ではありません。欧米では「公的に定められた分析方法」が確立していますが、日本にはそうしたものがないうえ、検出に必要な機器が普及していません。ＶＯＣ研は「ケムキーＴＬＤモニター」という簡易分析器を外国から購入して測定・検出したのです。

◆トルエンの１万倍の毒性

――イソシアネートはどんな毒性をもっているのですか。

イソシアネートはごく希薄な吸入でもアレルギー性喘息や中枢神経系・心臓血管系症状を引き起こす毒性化合物で、過敏性を生じやすく、慢性の肺線維症・間質性肺炎の原因にもなります（注16）。

つまり、気体になったものをごく微量でも人が吸いこむと、目・皮膚・呼吸器などに炎症を起こし、涙が出たり、のどが痛くなったり、咳・息切れが激しくなったりします。繰り返していると過敏になり、どんな低い濃度でもひどい症状を再発するようになり、生命にかかわるような喘息発作が起きることもあります。

その毒性がどの程度のものか、イソシアネートが存在する作業環境で許される濃度をみると、よくわかります。（シックハウス症候群の原因物質の一つとして室内環境基準が設けられている）トルエンが50ｐｐｍなのに対し、ＴＤＩはわずか０・００５ｐｐｍ。トルエンより1万倍も毒性が強いわけです。

このような物質ですから欧米では、40年ほど前から職業性喘息の主な原因として厳しい規制と啓発が実施されてきました。輸入品にも厳格な規制をしています。

しかし日本では、これまでは研究者も行政も無関心で、生活環境での規制はなく、使い放題です。

◆徐放技術の普及で身近な環境にも

――なぜ柔軟剤や消臭スプレーから検出されたのでしょう。

イソシアネートは以前から幅広い用途で使われてきました。固体の状態で「ポリウレタン」という合成樹脂になり、「発泡ウレタン」のマットレスや合成皮革の靴などになっています。液体の状態では、防水・さび止め用の合成塗料や建築用合板の接着剤などとして使われています（注17）。

このような使用によって健康被害も起きています。トンネル工事や室内塗装工事でイソシアネートに曝露して重症になった事例、近所の家の塗装で使われたイソシアネートを吸い込んで被害をこうむった事例などです。

これらの用途に加え近年、イソシアネートに新しい用途ができました。有効成分を徐々に放出して効果を長く保つための「徐放技術」に使われるようになったのです。

この技術は幅広い分野で使われています。錠剤・カプセル剤などの医薬品、ナフタリンや樟脳などの衣類防虫剤、電気蚊取りマット、石けん・洗剤などのサニタリー製品、化粧品、マーキングペン・スタンプ台などの文房具、徐放性農薬・緩和性肥料など数えきれないほどです。

芳香柔軟剤の場合、香り成分をごく微小なカプセルで包み込んでおけば、洗濯のさいに衣類（繊維）に付着し、着た人が体を動かすたびに香り成分（とイソシアネート）が放出されます。

こうしてイソシアネートは何の表示もないまま、私たちの身の回りに忍び込んでいます。昔ながらの香水や旧式のトイレ用消臭剤には何の反応を示さないのに、最近の芳香柔軟剤や消臭除菌スプレーではひどく具合が悪くなる人がいますが、その原因はイソシアネートである可能性が大きいといえます。

注10　２０１５年6月には、既存品に比べて最大2倍の消臭力があるという「ファブリーズＭＥＮ」を発売した。六つの消臭成分を配合してあるというが、物質名を明らかにしていないので、安全性は不明だ。

注11　「有機系」という言葉で有機農産物の「オーガニック」＝安全を連想させようとしているのだろうが、化学の世界で有機とは「炭素と結合している有機化合物」という意味にすぎない。

注12　渡部和男「消臭剤―第４級アンモニウムの恐ろしさ」（『ＣＳ支援』89号）

注13　植田武智「『ファブリーズ』の除菌成分で生殖異常・精子減少のリスクが！」（『週刊金曜日』２０１6年1月22日号）

注14　渡辺雄二「赤ちゃんへの悪影響は明らか」（『週刊金曜日』２０１6年3月18日号）

注15　「柔軟剤から欧米規制物質」（『常陽新聞』２０１５年12月3日）

注16　ＶＯＣ研「徐放製品の安全性に警告」（２０１6年5月発表）

注17　香川（田中）聡子・横浜薬科大学教授らの研究班は、ウレタン製の家庭用品30製品（枕・アイロン台・床用敷物・壁紙などで、消臭除菌スプレーや芳香柔軟剤は含まない）からのイソシアネート類の放散状況を調べ、27製品から放散され、その濃度は温度が高いほど高かったとの研究結果を発表している（厚生労働科学研究「家庭用品から放散される揮発性有機化合物・準揮発性有機化合物の健康リスク評価モデルの確立に関する研究」２０１５年度）

3　「ウルトラアタックＮｅｏ」（合成洗剤）

◆主成分は有毒物質

――テレビＣＭで最も多いのが合成洗剤だそうです。

合成洗剤は花王を先頭とする各社が、洗濯用・台所用からシャンプー・ボディーソープなどまで用途別に商品をそろえ、タレントなどを起用したテレビＣＭなどで消費をあおっています。

毎年のように商品をリニューアルし、新しい効果を訴えるのが特徴で、花王の衣料用液体洗剤「ウルトラアタックＮｅｏ」の

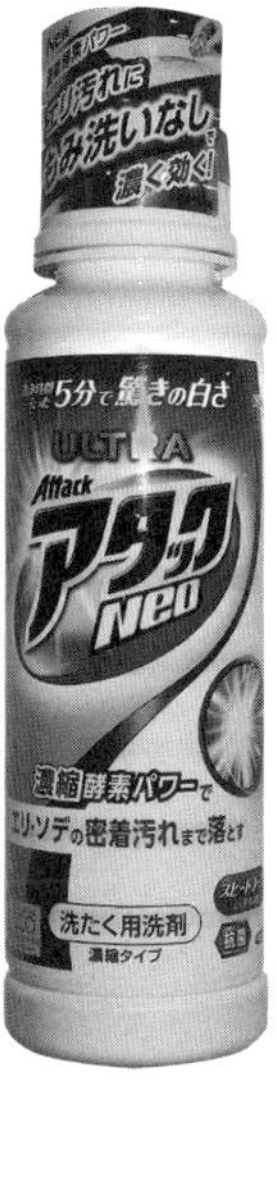

場合、2015年8月にクエン酸を配合して抗菌効果を強調したと思ったら、翌16年7月には洗浄補助剤の「酵素」を刷新し、「エリ汚れ　モミ洗いなしで真っ白!」と宣伝に努めています。

ただ、合成洗剤の主成分が「合成界面活性剤」であることに変わりはありません。ウルトラアタックNeoの主な成分を表3に示しましたが、成分の多くが5種類の合成界面活性剤です。

うち最も量の多いのが「ポリオキシアルキレンアルキルエーテル硫酸エステル塩(「AES」)」で、次が「ポリオキシエチレンアルキルエーテル」(AE)です。

この二つの界面活性剤はいずれも「PRTR法の第一種指定化学物質」です。AEがアレルギーを引き起こしやすいことはすでに説明しました。人気の合成洗剤は、こんな有害物質の塊なのです。

●表3　ウルトラアタックNeo

ポリオキシアルキレンアルキルエーテル硫酸エステル塩	界面活性剤
ポリオキシエチレンアルキルエーテル	界面活性剤
水	工程剤
香料	香料
酵素	酵素
(その他の成分は省略)	

◆アトピー性皮膚炎を起こすことも

――界面活性剤って何ですか。

界面活性剤とは、水と油のように混じりあわない二つの物質をなじませる機能を持っている物質のこと（注18）。これが衣類や食器から油汚れをはがして水に溶かし、洗浄するわけです。

界面活性剤は大きく分けると、①動植物の油脂にアルカリ反応を加えるという簡単な方法でつくる「石けん」と、②主に石油を原料にして高温高圧をかけるなど複雑な工程を経てつくる「合成洗剤」になります。洗剤としては長い間、石けんが使われていましたが、60年ほど前に合成洗剤が登場し、値段の安さと使い勝手の良さで急速に普及し、いまでは洗剤の主流になっています。

しかし合成洗剤の主成分である合成界面活性剤には、タンパク質と結合して細胞を破壊する作用があります。（異物の侵入を防ぐバリアである）皮脂膜を破壊し、内部に侵入する性質も強い。ですから、合成洗剤が衣類に残留して人の皮膚に接触すると、アトピー性皮膚炎などアレルギー疾患の引き金になることがあります。

また油脂に対する洗浄効果が大きいため、濃度が濃い台所用洗剤などを素手で使うと、手の脂分が落ち、手荒れの原因になります。

さらに合成洗剤は分解しにくく、完全に分解するまでに30日もかかるものもあります。このため、環境への悪影響が大きく、川や海に流れ出れば微生物を殺して生態系を乱し、川や海がもっている浄化能力を殺《そ》いでしまいます。浄水場でも分解されませんから、成分が飲み水に残留する場合もあります。

これに対して石けんは5000年も前から使われていて、より安全です。手荒れは少なく、きちんと洗い流せばアトピー性皮膚炎などの心配もありません（合成洗剤から石けんに替えて、アトピー性皮膚炎が治ったという実例があります）。

さらに石けんは、1日でほぼ完全に分解されて石けんカスになり、川や海に流れ出れば生き物の餌になります。

なお、原料の一部に植物性油のヤシ油を使い、「植物生まれ」であると宣伝し、「ヤシノミ洗剤」や「植物物語」の商品名で販売している洗剤があります。

これらは他の原料が石油から作られている場合がほとんどです。成分をよく調べて使いましょう。

◆添加物と補助剤も問題

——合成洗剤にはたいてい添加物や補助剤が加えられているそうです。

洗濯用の場合、洗浄力の弱さを補うため「酵素」が用いられることが多く、最新のウルトラアタックＮｅｏも、新開発した酵素で汚れの原因となるたんぱく質を分解すると説明していま す。ただ、表示には「酵素」とあるだけで、どんな酵素なのか花王は明らかにしていません。どんな酵素にしろ、余計な酵素が体内に入れば、体内の酵素バランスを崩す可能性があります。

また合成洗剤で繰り返し洗濯すると、白い衣類は黄ばんできます。それを補うため多くの合成洗剤には「蛍光増白剤」が含まれています（ウルトラアタックＮｅｏは不使用）。蛍光増白剤は（汚れを落として白くする物質ではなく）紫外線が当たると青色に見える合成染料です。分解しにくく、環境への悪影響が大きいことが知られています。

◆シャンプーと台所用洗剤は同じ成分

――花王の「メリット」などの市販シャンプーや「ビオレU」などのボディーソープは「ラウレス硫酸ナトリウム（Na）」を主成分にしています。これはどんな物質ですか。

この成分は２０００年以前は「ポリオキシエチレンラウリルエーテル硫酸Na」と表記されていました。合成洗剤のウルトラアタックＮｅｏの主成分・ＡＥＳと同じ物質です。

同じ物質なのに表記が異なるのは、日本の縦割り行政のせいです。医薬部外品のシャンプー・ボディーソープと、家庭用品品質表示法の対象である合成洗剤では、同じ物質でも表記が異なり、シャンプーなどでは短くなっています（これについてはⅥ章－２で説明する）。

化粧品が2001年に全成分表示になったとき、表示名称は長いものを短くしてもよいことにしました。「ポリオキシエチレンラウリルエーテル硫酸Na」の場合、「ポリオキシエチレン」を省略し、「ラウリルエーテル」を「ラウレス」に短縮したわけです。

その結果、台所用洗剤と同じ物質で大切な髪の毛や肌を洗う、ということが隠されてしまいました。

この界面活性剤には毛髪のタンパク質と結合する性質があり、洗髪すると「さらさら感」が出ます。しかし、成分は髪や頭皮に残留することが多く、皮膚を刺激し、頭皮と毛根を傷つけるため、毛が細くなり、枝毛や脱け毛が増えます。

合成洗剤のシャンプーでなく、石けんシャンプーを使ってよく洗い流せば、成分は毛髪に結合しません。石けん成分（脂肪酸ナトリウム・カリウム）は水中のカルシウムと結びついて流れていき、残りません。髪がゴワゴワすることがありますが、その場合はオイルを少量使用するなどで対処できるといいます。

◆歯みがき剤で味覚マヒの可能性も

――界面活性剤はずいぶん多くの用途で使われているそうです。

界面活性剤には、水と油を均一にする「乳化」・泡を起こしたり消したりする「起泡・消泡」

など多くの便利な機能があるため、洗剤以外でも幅広い用途に用いられています。

たとえば農作物には（農薬を葉に着きやすくする）展着剤や（農薬と水を混ぜ合わせる）乳化剤などとして、また加工食品には、形状を保つ・口当たりを良くする・保存性を高めるなどの目的で使われています。

ほとんどの化粧品、さらには医薬品・医薬部外品にも使われていますし、泡を起こすために歯みがき剤やヒゲソリ用にも使われています。

これらに使われている多くが合成洗剤です。このため、たとえば合成洗剤入りの歯みがき剤を毎日使っていると、成分が口の中の粘膜や（味を感じる）味蕾《みらい》と結合し、味覚がマヒする副作用を起こすという研究者もいます。

洗剤以外の用途でも合成洗剤でなく、石けんを使うようにしましょう。

注18　界面活性剤は、水に溶けたときのイオンの状態から四つの種類に分けられる。まず最も多く使用されているのが①「陰イオン系」で、石けんもここに分類される。次に多いのが②「非イオン系」。③「陽イオン系」は毒性が強いが、比較的容易に分解されるとして、逆性石けん・リンス・柔軟剤などに使われている。消臭抗菌スプレーに使われている「第4級アンモニウム塩」の塩化ベンザルコニウムも「陽イオン系」の一つだ。陰・陽両方の性質をもつ④「両性」は、台所用やシャンプーに用いられている。

コラム

アメリカ・カナダで広がる香料自粛の動き

◎香料使用を禁止したデトロイト市

ミシガン州デトロイト市は2010年、市職員に香料の使用を禁止したアメリカで最初の市になった。きっかけは職員の一人が07年に、同僚の強い香料で呼吸困難になり、仕事ができなくなったと、市を相手取って起こした訴訟だ。

連邦地方裁判所は「障害をもつアメリカ人法（ADA）」に基づき、その職員に対する10万ドルの損害賠償、および市とその職員・全契約業者に香料禁止の方針を採用するよう求め、市が受け入れたのだ。

ADAは体や心に障害や病気をもつ人々に「社会に参加する権利」を保障し、そのために必要な条件の整備を企業や政府に義務づけた法律。この訴訟では、香料に対する過敏症がこの法に定める障害と認められた。

アメリカではまた、香料の自粛を呼びかける自治体や病院・学校が増えている。そこでは「ここは無香空間です。香水その他の着香製品に敏感な人たちが大勢います。この建物の中では、香りつき製品を身に着けないようお願いします」といった趣旨が掲示されている。たとえばオレゴン州ポートランド市は２０１１年、市職員に香料着用をやめるよう呼びかけた。一部の職員の問題提起を受けて人事部が調査・検討して決めたもので、導入後、事務室やエレベーターでの香料は顕著に減ったという。

香料自粛は、オクラホマ州のタトル市、ミネソタ州のウィンダム・エリア病院、アリゾナ州のチャレンジ・チャーター・スクールなどで実施されており、さらに増えていきそうだ。

アメリカには、職場の環境改善を求める従業員の相談にのってくれる公的機関がある。労働省障害者雇用政策局が設置している「障害者雇用受入れネットワーク（ＪＡＮ）」で、そのサイトには、職場を香料自粛にするための助言や提案が載っている（注19）。

◎ハリファックスは香料不使用が20年を超した

隣国のカナダでは、ノヴァスコシア州ハリファックス地域都市が２０１１年に、北アメリカ初の「職場での香料不使用を実施した都市」として20周年を祝っている。

市内のある病院の職業衛生業務部長が主導して１９９１年に病院内で香料不使用を始め、それを市内に広げたのだ。いまでは同州内のほとんどの職場・学校・教会といった公共の場で、自主的な反香料方針が実施されている（注20）。

カナダでは同州だけでなく、無香料実施に取り組む職場・学校・病院が増え続けている。

2005年に香料を禁止した総合病院があるが、これは従業員の一人が同僚の香料で重い気道過敏症を起こしたと訴えたのがきっかけだった（注21）。

無香料を求める人たちを支援しているのが「カナダ職業健康安全センター（CCOHS）」。この非営利団体は政府・州政府と労使の代表が運営しており、香料によって体調不良や病気になった場合、どうすればよいかについて参考になる情報を発信している。

注19　トゥルー・デントン「香料禁止：新鮮な空気を吸いたい」（石橋慶子訳）
注20　「ハリファックス地域都市の香料不使用方針に関する参考資料」（石橋慶子訳）
注21　CCOHS「健康と安全レポート」2005年9月（渡部和男訳が同氏のサイトにある）

V章——これも、本当に安全ですか？　必要ですか？

1 「薬用せっけんミューズ」（抗菌・除菌製品）

◆アメリカがトリクロサンなどを禁止

――アメリカで「抗菌石けん」が禁止されたそうです。

アメリカの食品医薬品局（FDA）が2016年9月、トリクロサン・トリクロカルバンなど19種の成分を使った抗菌石けんやボディーソープを販売禁止にすると発表しました（抗菌とは細菌の増殖を抑えること。トリクロカルバンはトリクロサンとよく似た物質）。メーカーは1年以内に別の成分に替えるか、製造を止めるかしなければなりません。

殺菌剤のトリクロサンについては以前から、①ア

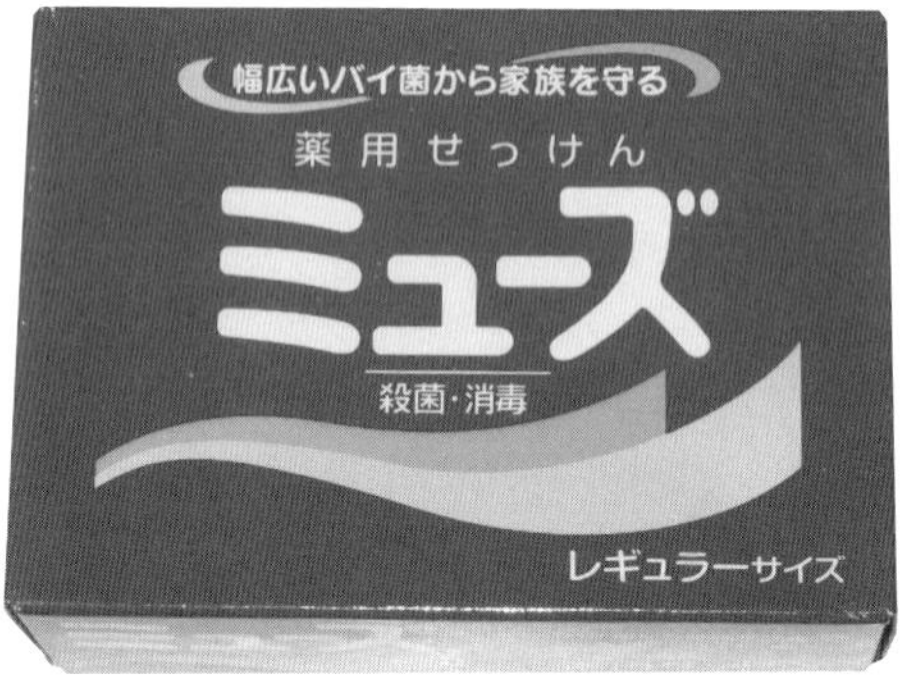

トピー性皮膚炎などを起こす、②ホルモン攪乱物質（ＥＤＣ）の可能性がある、③免疫力を低下させる、④熱や紫外線に反応してダイオキシンを発生させる、⑤分解されにくく環境への影響が大きい、などの理由から各国のＮＧＯが禁止を求めていました。

欧州連合（ＥＵ）は２０１５年に、人の肌や頭皮の殺菌を目的とする衛生用品への使用を禁止しています。

ＦＤＡは「家庭用抗菌石けん」について検討した結果、19成分は普通の石けんより細菌感染の予防効果が高いという証拠がないこと、抗菌成分を長期間使い続けると健康に悪影響を及ぼす可能性があることから禁止を決めたものです（注1）。抗菌石けんに使われる他の３成分（塩化ベンザルコニウムなど）は、調査をさらに1年間続けるとしています。

ＦＤＡは「抗菌石けんが普通の石けんより効果があると思って使っているとすれば、それは間違いだ」と述べ、「抗菌石けんは不要」と言い切っています。

◆厚労省は業界任せ

――日本ではどうなっているのですか。

日本で抗菌製品は「薬用石けん」「薬用ハンドソープ」などの名で「医薬部外品」として販売されています。これまでに約８００商品が厚生労働省の承認を受け、いまでも50～１００商品が販売されています。

有効成分はほとんどがトリクロサンかトリクロカルバンで、たとえば「薬用せっけんミューズ」（固形、レキットベンキーザー・ジャパン製造・アース製薬発売）の有効成分はトリクロカルバン、「薬用石けん」（マツモトキヨシ）の有効成分はトリクロサンです。

ＦＤＡの発表を受けた厚生労働省の対応は中途半端なものでした。日本石鹸洗剤工業会などの業界団体が19成分を別の成分に切り替える方針を決めたので、審査期間の短縮などで支援し、対応が1年以内に終わるようにすると発表しただけです。トリクロサンなどの安全性については、ＦＤＡの見解などを調査したうえで結論を出すとしています。

業界の対応で気になるのは、各社が検討している代替物質に塩化ベンザルコニウムなどが含まれていることです。塩化ベンザルコニウムは第4級アンモニウムの1種で、ＦＤＡが評価を続けている物質です。ＦＤＡが禁止の結論を出せば、また追随するのでしょうか。

◆石けんに二つの意味

――「薬用せっけんミューズ」は石けんなのですか。

日本語の「石けん」には「洗浄するもの」という意味と「（合成洗剤ではない）石けん」という意味があります。

成分表示によると、「薬用せっけんミューズ」（固形）は（合成界面活性剤ではない）「せっけん用素地」を使っていますが、姉妹品の「ミューズ泡ハンドソープ」（液体）は「POEラウリルエーテル硫酸アンモニウム」と「アルキルグリコシド」という合成界面活性剤を使っており、合成洗剤です。

なお「薬用せっけんミューズ」の「その他の成分」には、無水クエン酸・エデト酸塩・赤色201号・香料などが含まれていますが、このうちエデト酸塩（エチレンジアミン四酢酸＝EDTA）は皮膚・粘膜・目を刺激する作用があり、「PRTR法の第一種指定化学物質」になっています。

また「薬用せっけんミューズ」は「有効成分」のトリクロカルバン含有を根拠に「幅広いバイ菌から家族を守る」とうたってきました（製造元は2016年9月に成分の切り替えを発表）。しかし、FDAが指摘したように、感染症の原因になる細菌は石けんでていねいに洗えば洗い流されます。わざわざ薬用せっけんを使う必要はないのです。

◆深刻な被害を生んだ医薬部外品

――「医薬部外品」とは何ですか。

医薬部外品は、医薬品医療機器等法（薬機法、旧薬事法）で医薬品と化粧品の中間に位置づけられている、日本独特の制度です。人体におだやかな薬理作用がある成分（有効成分）を含んでいると厚労省が承認した場合、成分名や効能効果を表示できることになっています（注2）。殺菌剤などを添加するだけで「薬用」を名乗ることができて高く売れるので、業界にとってはおいしい商品ですが、いくつもの問題が指摘されています。

まず厚労省の承認審査は医薬品に比べて甘く、臨床試験成績を提出する必要はありません。また健康被害が起きたとき、医薬品では報告の義務が明確に定められていますが、医薬部外品では義務がきちんと定められていないのです。

こんな制度ですから、多数の被害者を出す事件がたびたび起きています。（株）悠香が製造販売した「茶のしずく石けん」で多くの消費者が小麦アレルギーになった事件（２０１１年）、カネボウ化粧品の「美白化粧品」群が使用者に深刻な白斑症状を引き起こした事件（13年）などを記憶している方も多いと思います。

度重なる事件を踏まえ、市民団体の「薬害オンブズパースン会議」は２０１４年、「医薬部外品の審査と安全対策に関する意見書」を厚労省に提出しています。

◆「抗菌グッズ」はいらない

――抗菌まな板・抗菌歯ブラシなど抗菌・除菌をうたう商品が増えています。

衣類・寝具、台所・風呂・トイレ用品、家電・文具、建材・便座などの「抗菌グッズ」に加え、洗浄剤・消臭剤・洗濯用洗剤・殺虫剤までが「抗菌・除菌」をうたうようになり、抗菌消臭スプレー・抗菌エアコンも現れています。

　これらに使われているものをみると、①第4級アンモニウム（塩化ベンザルコニウムなど）・トリクロサン・パラベンなどの有機化合物、②銀ゼオライト・抗菌ステンレスなどの金属、③カテキン・キトサンなどの天然物、④酸化チタン・オゾン・イオンなど――です（成分表示は義務づけられていない）。

　これらは安全性を十分に確かめられた物質ばかりではありません。中にはアレルギーを起こすものもあり、国民生活センターにはたとえば「防虫抗菌加工の掃除機で目が腫れた」「抗菌加工の下着でかぶれた」などの苦情が寄せられています。

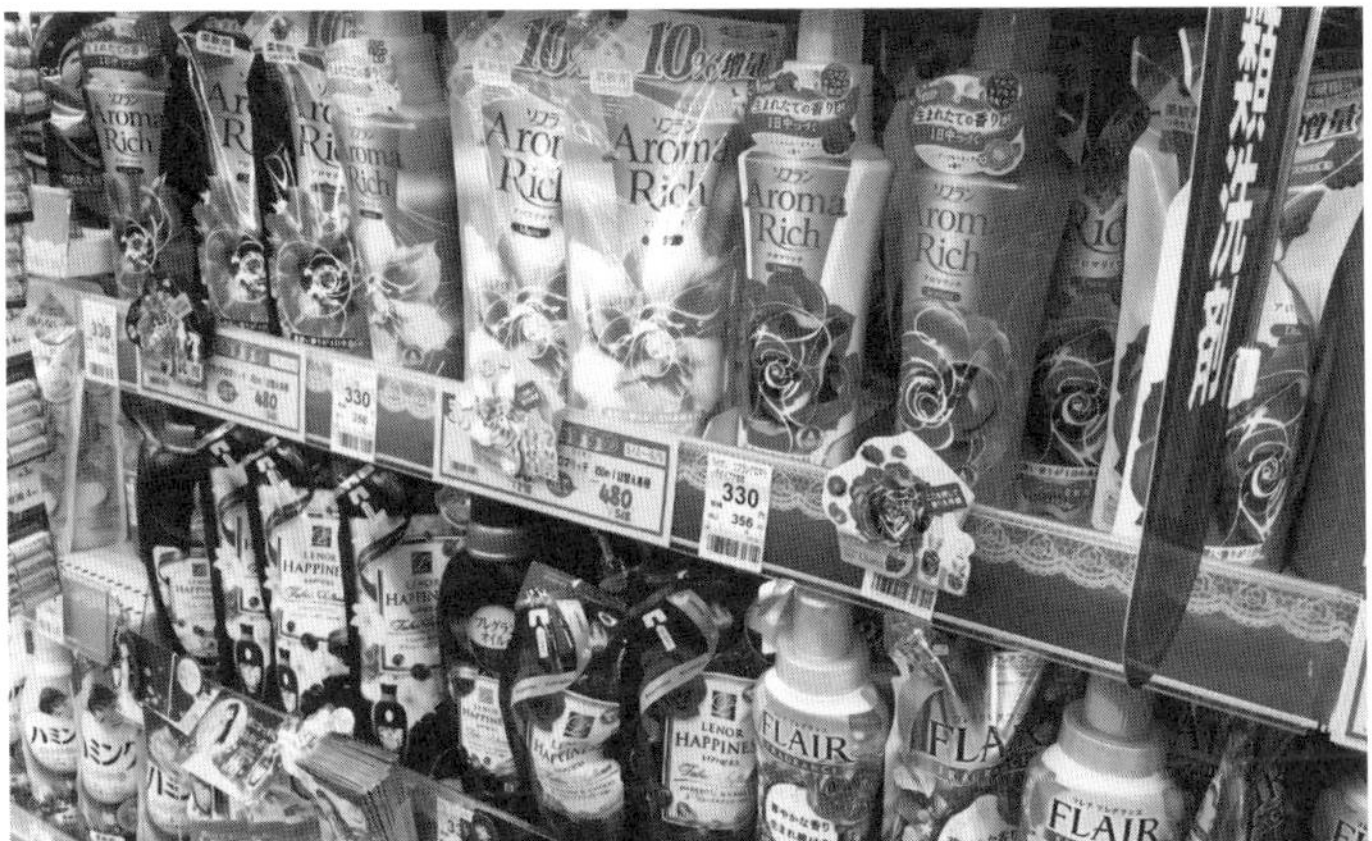

各メーカーからたくさんの商品が発売されている香りつき洗剤。ドラッグストアで。

抗菌グッズには危険性に加え、そもそも必要なのかという問題もあります。

私たち人間は膨大な数の常在菌と共生し、身を守ってもらっていますが、清潔志向が行き過ぎて抗菌・除菌剤を使いすぎると、共生のバランスが崩れてしまう。雑菌の繁殖を抑える細菌まで殺せば、逆に雑菌が増えるのです。

また抗菌・除菌剤は医療で使われる殺菌剤と同じ成分なので、多用していると抗生物質に対する耐性菌が生まれやすくなり、抗生物質が医療で本当に必要になったとき効かなくなる恐れもあります。

子どもは免疫力がまだ弱く、病原菌に触れると発症しやすいので、親は抗菌剤を使いたくなりますが、幼少時に一定の細菌に触れることによって免疫力が育つことも忘れてはなりません。宣伝に踊らされて、抗菌・除菌商品を安易に使うのはやめましょう。

注1　トリクロサンはアメリカでは液体抗菌製品の93％に含まれ、2000種以上が販売されている（消毒薬や医療機関向け製品は、今回の禁止措置の対象外）。ＦＤＡは殺菌剤を長い間使い続けると、抗生物質に対する耐性菌が増える可能性も指摘している。

注2　医薬部外品は、効果がほとんどないのに効能を表示できる点で、食品の「トクホ」や「機能性表示食品」に似ている。

2 「タンスにゴンゴン」（衣料用防虫剤）

◆無臭防虫剤は危険

――「亭主元気で留守がいい」「知りとーなった」などのテレビCMが人気の衣料用防虫剤があります。

金鳥（大日本除虫菊）の「タンスにゴンゴン」です。かつて防虫剤の主流だった「パラジクロロベンゼン」含有の防虫剤が独特のニオイがするのに対し、「無臭でよく効く1年防虫」と宣伝しています。防虫成分は「エムペントリン（蒸散性ピレスロイド）」、つまり常温で蒸発する「ピレスロイド系殺虫剤」で

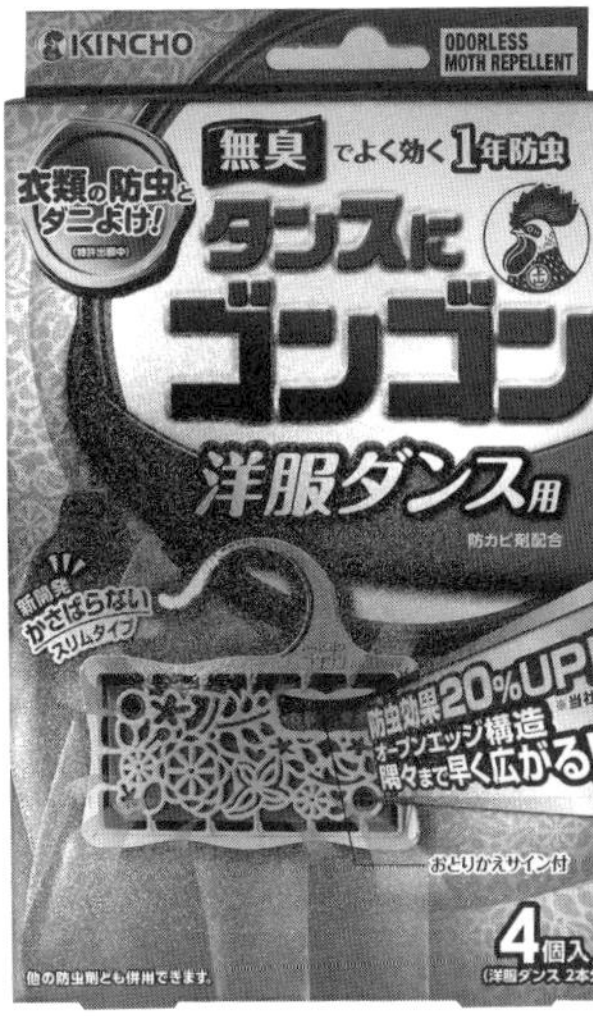

す。

ピレスロイド系殺虫剤は天然の除虫菊（シロバナムショケギク）に含まれる殺虫成分をモデルに合成された、神経毒をもつ農薬です。人への毒性は比較的低いとされていますが、人工合成されたものは自然物にはない成分を含んでおり、毒性の強いものもあります。

エムペントリンは、毛織物に被害を与える衣蛾《いが》などへの毒性が強く、シロアリ駆除剤やゴキブリ駆除剤などにも使われています。人が吸い込むと、目・鼻・のどを刺激し、頭痛・めまい・嘔吐を起こすこともあり、アレルギーや化学物質過敏症（ＣＳ）の原因にもなります。

「タンスにゴンゴン」には、防カビ成分として「イソチアゾリン系防かび剤」も含まれています。イソチアゾリン系の物質は、暑い季節にひんやり感を保つ「冷却ジェルシート」（シーツや枕）に使われ、アレルギー性接触皮膚炎を起こしたことがある、要注意の物質です。

このような危険な物質を含む防虫剤を洋服ダンスやクローゼットに置いておくと。成分が室内に流れ出て、人が吸い込みます。においがないので、気にならないだけ危険が大きいともいえます。

◆トイレボールは使うな

このような防虫剤を使わないでも、年に一度着る衣類なら、使用後にきちんと洗濯し、密閉された袋や箱に収めておけば、虫はつきません。

――衣料用防虫剤では、白元アースの「パラゾール」が知られています。

60年も売れ続けている「パラゾール」は防虫効果が強く、強いニオイがします（白元は２０１６年8月、石けんの香りをつけた「かおりパラゾール」を追加している）。

この防虫剤の主成分であるパラジクロロベンゼンは、塩素とベンゼン環を結合した有機塩素系物質で、人に対する毒性が強く、人が吸い込むと目・鼻・のどの刺激、頭痛・めまい・全身倦怠感・腎炎などを引き起こす可能性があります。動物実験での発がん性がいくつもの公的機関で確認されており、「ＰＲＴＲ法の第一種指定化学物質」です。ドイツではトイレ用品での使用が禁じられています。

このような防虫剤も使うべきではありません（注3）。

ところで、パラジクロロベンゼンはトイレの防臭・防虫剤としても使われます。蛍光剤や香料を混ぜて「トイレボール」にし、網に入れてつるしたり、男性用便器に置いたりします。

トイレボールをトイレに置くと、揮発したパラジクロロベンゼンはどんどん拡散していきます。横浜国立大学チームの実験では、１５０グラムのトイレボールを置いたところ、トイレ内の濃度が厚労省の「空気濃度指針値」の50倍にもなり、80メートル離れたところでも検出されました（注4）。トイレボールが溶けて小さくなるにつれて濃度が下がり、１カ月後に無くなったら、ようやく濃度がゼロ近くなったのです。

市民団体などが働きかけ、トイレボールは学校や病院などの公共施設からはほとんど追放されました。しかし、いまでも販売され、一部の家庭では使われています。

注3　他の衣類用防虫剤も安全とはいえない。樟脳は化学物質過敏症の原因になり、ナフタリンは発がん物質を含む——などの指摘がある。

注4　厚労省が定めたパラジクロロベンゼンの濃度指針値は40ｐｐｂ（ｐｐｂは10億分の1）。文科省の「学校環境衛生基準」も同じ数値にしている。

3　「バルサンSP」（家庭用殺虫剤）

◆殺虫剤が部屋のすみずみまで拡散

——ゴキブリ対策には「燻煙《くんえん》殺虫剤」が有効だという宣伝が盛んです。

タンスや本棚の裏にひそむものも含め、ゴキブリ・ノミ・ダニなどを一挙に殺してしまおうというのが燻煙殺虫剤で、その代表がライオンの「バルサンＳＰ」です。

この商品は、ふたを取ってこすると煙が噴き出し、殺虫剤が部屋のすみずみまで拡散します。用法と用量を守って使用すれば、乳児や小さな子どもがいても安心だとメーカーは表示していますが、本当でしょうか。

この商品の有効成分は「フェノトリン」と「メトキサジアゾン」です。

フェノトリンはピレスロイド系殺虫剤で、この成分をかけられたハイチ難民の男性の乳房が膨らむ現象が確認されており、ＥＤＣの疑いがあります。

またメトキサジアゾンは、昆虫を殺す力が強く、とくに薬剤耐性をもったゴキブリに効く殺虫剤です。

こうした毒性の強い物質を使っているだけに、使用上の注意も厳格です。①病人・妊婦・子ど

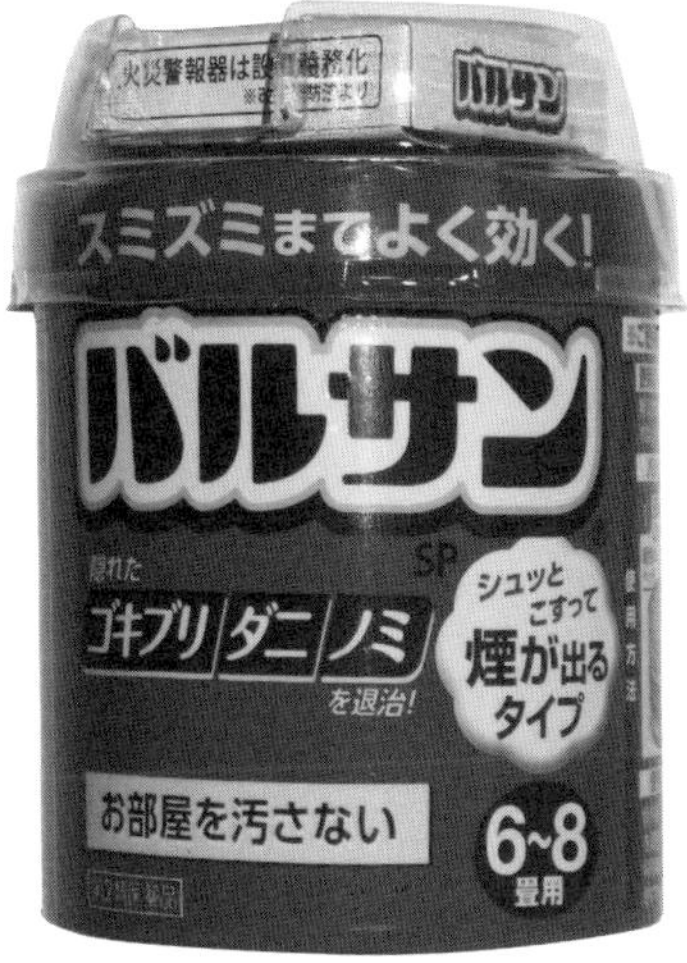

もは煙に触れないようにする、②使う人も煙を吸い込まないようにする、③そのため、煙が出始めたらすぐに部屋の外に出て戸を閉め切り、2～3時間以上経たないうちは入室しない、④使用後は十分に換気してから部屋に入る、などです。

30分ほど換気すれば部屋から成分は消えるとされていますが、タンスや本棚の裏などに残ることはないのでしょうか。

この商品（第2類医薬品）には、使用上の注意の「相談すること」として以下のように書かれています。

1　煙を吸って万一身体に異常を感じたときは、できるだけこの説明文書を持って直ちに本品がオキサジアゾール系殺虫剤とピレスロイド系殺虫剤の混合剤であることを医師に告げて、診察を受けてください。

2　今までに薬や化粧品等によるアレルギー症状（発疹・発赤、かゆみ、かぶれなど）を起こしたことのある人は、使用前に医師、薬剤師又は登録販売者に相談してください。

つまりメーカーは、この商品で中毒が起き、処置を誤ると深刻な事態に陥る可能性や化学物質に敏感な人だと発疹などが出る可能性があることを承知しているのです。

このような殺虫剤は使わない方が安全です。ゴキブリが出ないようにするには、餌をなくすことが肝心で、生ごみは必ずふたのついたポリバケツや袋に入れることです。

また、部屋をきちんと掃除し、窓をできるだけ開けて風通しをよくすれば、ノミが発生することはありません。

◆家庭用殺虫剤は農薬と同じ成分

——ドラッグストアやホームセンターには、たくさんの家庭用殺虫剤が並んでいます。

家庭用殺虫剤には、さまざまなタイプのものがあります。①蚊取り線香、②エアゾール式、③燻煙式、④電気蚊取り、⑤虫よけ剤（忌避剤《きひざい》）、⑥シート・プレート式などです。

これらのほとんどは、農薬と同じ成分を使って蚊やゴキブリを駆除するものです。ただ、農作物を害虫から守るものでないので、農薬取締法は適用されません。ハエ・蚊・ゴキブリなど病原菌を媒介して人の健康に害を与える恐れのある虫（衛生害虫）を防ぐものは、医薬品または医薬部外品として厚労省の承認を得ていますが、アリ・コバエなど人に不快感を与えるだけの虫（不快害虫）を防ぐものは、たとえ毒性の強い成分を使っていても製造承認などの規制はありません。

しかも、使用される殺虫剤には危険なものが少なくありません。その一つが「バポナ殺虫プレート」（アース製薬）です。この商品の有効成分「ジクロルボス（ＤＤＶＰ）」は有機リン系の殺虫剤で、吸い込むと中枢神経に影響を与え、めまい・頭痛・嘔吐・歩行困難などを引きおこす可能性があります。急性毒性が非常に強いので、かつては「劇物」に指定されていました。「ＰＲＴＲ法の第一種指定化学物質」です。

このような成分を含んでいるので、この商品は第1類医薬品に指定されており、薬局で説明を受けないと買うことはできません。居間・事務室・教室・病院・食堂・調理場などでは使用してはいけないことになっています。

また、ゴキブリ用誘因殺虫剤「ブラックキャップ」（アース製薬）やペットのノミ取り「フロントライン」（動物用医薬品、メリアル・ジャパン）に使われているのは、「フィプロニル」という毒性のきわめて強い物質です（劇物指定）。

◆虫よけスプレーより長袖シャツ

――蚊などの出る季節には、子どもが外で遊ぶときは必ず「虫よけスプレー」をしなければいけませんか。

２０１４年にデング熱の国内感染が70年ぶりに確認されて以来、虫よけ剤の使用が強く推奨されるようになりました。メーカーも有効成分を濃くした商品や、たっぷり塗れるように内容量を増やした商品を発売しています。

その一つがアース製薬の「サラテクト　無香料　大型」で、有効成分は「ディート」という昆虫忌避剤です。これを皮膚に散布・塗布しておけば、野外で蚊・ブヨ・アブ・ノミなどが寄ってこないとされています。

ディートは、米軍が蚊やダニによって媒介される風土病から兵士を守るために開発した薬剤です。効果があるうえ安価なので世界中で使われていますが、人によってはアレルギーや肌荒れを起こすことがあり（注5）、動物実験では連続して大量摂取すると神経毒性がみられたとの報告もあります。

このため厚労省は2005年、ディートについて次のような注意事項を発表しています。①6カ月未満の子どもには使用しない、②6カ月〜2歳未満は1日1回、③2歳〜12歳未満は1日1〜3回の使用に限る。使用する場合、保護者は十分に注意し、子どもがディートを目につける・なめる・吸い込むなどをしないようにする。万一目に入った場合はすぐに水で洗い流す。またアメリカの疾病予防センター（CDC）はこれらの注意に加え、長時間塗ったままにしないよう呼びかけ、その目安を子ども約4時間、大人約8時間としています。

ディートはこのような注意が必要な薬剤ですから、これに頼るより、外出のときは長袖・長ズボンで肌が露出しないようにして、蚊などから身を守ることにしたらどうでしょう。

なお、虫よけ商品には、ベランダ・玄関などに吊り下げる「吊下げ型」や、殺虫器具のボタンを押すと一定量の薬剤が噴射される「ワンプッシュ型」もあります。

このうち吊下げ型は、成分が拡散するので効果が小さいうえ、有効成分のピレスロイド系殺虫剤による健康被害も出ています。またワンプッシュ型は、一度プッシュすると、4畳半〜8畳間で約12時間、蚊を駆除するとされていますが、部屋にいる人もまたピレスロイド系殺虫剤を吸い続けることになります（注6）。

注5　多くの虫よけスプレーには「皮膚アレルギーテスト済み」とあり、その下に小さく「すべての方にアレルギーが起こらないということではありません」と書かれている。

注6　国民生活センターは2014年8月、ワンプッシュ型の噴射のさい、成分が顔などにかかる健康被害が急増していると発表した。13年度は71件の報告があり、うち44件は子どものいたずらだった。

Ⅵ章——「複合汚染」から身を守るにはどうしたらよいか

1　食べるより吸う方が危険

◆空気の取り込み量は食物の20倍

――化学物質過敏症（CS）の原因になる化学物質は、どのような経路で体内に取り込まれるのですか。

三つの経路があります。①呼吸（吸入）、③食物・水と一緒に口から（経口）、③皮膚から（経皮）で、だいたいの割合は吸入が80％以上（室内が60％以上）、経口が十数％、経皮がわずかといったところでしょうか。

大人が一日に摂取する食物は約1キログラム（kg）、水は約2kg（約2リットル）ですが、空気は約20kg（約15立方メートル）。空気の取り込み量は食物の20倍、水の10倍もあります。

しかも、化学物質を食物と一緒に取り込んだ場合は肝臓などである程度、解毒されますが、化学物質を鼻や口から吸い込むと直接肺に行き、そこから血液に入って全身に回るので、毒性が強くなります。

●表１　身の回りにある化学物質

▽**合成洗剤**＝洗濯用・台所用・シャンプー・ボディーソープ・歯みがき剤・柔軟剤など＝Ⅳ章－３で説明

▽**芳香・消臭・脱臭剤**＝Ⅳ章－１、２で説明

▽**抗菌・除菌製品**＝Ⅴ章－１で説明

▽**衣料用防虫剤**＝Ⅴ章－２で説明

▽**家庭用殺虫剤**＝Ⅴ章－３で説明

▽**洗浄剤・漂白剤・カビ取り剤**＝浴室用・トイレ用などがあり、いずれも強力で有害な物質を使用

▽**フッ素加工製品**＝テフロン加工のフライパン、防水・防汚加工のカーペット・衣類などに使用。地球規模の汚染が懸念されている物質がある

▽**ヘアカラーリング（染毛剤・染毛料）**＝アレルギーの原因物質になるなど有害な成分が多い

▽**ベビー・キッズ用化粧品など**＝大人向け製品と同じ物質が使われており、使用すべきでない

▽**有機溶剤**＝接着剤・塗料・ワックス・ドライクリーニング剤・靴墨・靴クリーム・シンナーなどに使用。有害な物質が多い

▽**難燃剤**＝建材・家具・カーテン、家電・ＯＡ、自動車、衣料・紙などに使用。毒性の強い物質が多い

▽**園芸用農薬**＝殺虫剤・殺菌剤・除草剤として多用されている。有害なものが多い

▽**シロアリ駆除剤**＝有害な物質が多いが、法的規制はなく、被害が多発

▽**ナノ製品**＝二酸化チタン・酸化亜鉛などが化粧品などに使用。有害性が懸念されている

（出所：JEPA 編・著『＜新版＞知らずに使っていませんか？』を基に岡田作成）

◆身の回りにあふれる化学物質

——屋内（室内）の空気質が重要なわけですが、室内にはどんな化学物質がありますか。

身の回りにある化学物質を表1に示しました。

これらのうち、トイレの芳香剤やタンスの防虫剤などは常温でも成分が気化して広がっています。夏になったり暖房を入れたりして室内温度が上がると、気化量が増えるものが多い。これらを私たちは吸い込んでいるわけです。

外出すれば、さまざまな大気汚染物質が空中に漂っています。ビルや工場から出る排煙、自動車などが出す排ガス・ディーゼル粉塵などです。

近年は「PM2・5」（微小粒子）や「ナノ粒子」（超微粒子）も観測されています。前者は直径が2・5マイクロメートル（㎛）以下、後者は直径が100ナノメートル（㎚）以下の粒子です（μは100万分の1、nは10億分の1）。

道路わきや駐車場に除草剤が散布されることもあるし、農地・松林・ゴルフ場などでは農薬が散布されます。農薬が空中散布されると、成分は風に乗って遠方まで運ばれ、落下した地域の住民が吸い込むことになります。

職場や学校へ行けば、販売商品や事務用品、OA機器やダンボールにも化学物質が使われています。殺虫剤や防ダニ剤が使われることもあるでしょう。

――食べものはどうですか。

米や野菜には栽培時に使用された農薬の一部が残っているし、輸入農産物には「ポスト・ハーベスト農薬」（収穫後に使われる防カビ剤や殺虫剤）が残っています。

多くの肉類（牛・豚・鶏など）は、（農薬や遺伝子組み換え穀物などが入った）配合飼料で育てられており、抗生物質などの薬剤が残っています。とくにアメリカ産などの牛肉には「成長ホルモン剤」が残っています。

魚介類は保存性を高めるために塩素処理をし、見た目をよくするために鮮度保存剤を使うのが一般的です。養殖魚では抗生物質や抗菌類が使われています。

市販の加工食品には、たくさんの食品添加物が使用されているうえ、製造過程でミネラル分などが抜け落ちています。

緑茶には農薬が多用されていますが、製造工程に茶葉を洗う工程はありません。（作物の内部まで浸透する）ネオニコチノイド系農薬なども使用されています。

水道水は細菌がはびこらないよう浄水場で塩素剤が注入され、家庭の給水栓まで一定の濃度で残留するよう管理されています。塩素はそれ自体が有害なうえ、水中の有機物と反応して（発がん性が疑われている）トリハロメタンも生成されます。

◆問題が多い安全性評価

――農薬や食品添加物は国の評価（審査）で、安全性が確認されたものが使われているのでは。

評価の手順はこうです――。まずマウスやラットを使った動物実験で慢性毒性を調べ、これ以下の量なら健康に影響はない「無毒性量」を決めます。その量を「安全係数」（普通は１００）で割って、ＡＤＩ（１日摂取許容量＝この量以下ならその物質を生涯にわたって毎日摂取し続けても健康に影響は出ないとみなされる量）とし、それ以下なら安全とするのです。しかし、この方法にはいくつもの問題があります。まず動物を使った試験による限界です。ラットやマウスの実験では体重の増減やがんの発生などは観察できますが、頭痛がする・耳鳴りがするというようなことはわかりません。試験は普通20～30匹で行なわれますから、１００人に一人がかかるような病気は明らかになりません。

次に安全係数の妥当性です。実験動物と人との「種の差」が10倍、人の個人差が10倍で合わせて１００倍と説明されていますが、種の差を10倍にすることには何の科学的根拠もありません。人の個人差も、たとえばアレルギー反応では１００万倍も差があります。

第三の問題点は、複合毒性が考慮されていないこと。私たちが口に入れる食べ物には複数の農薬や食品添加物が残留しているのが普通ですが、それらによる複合作用は無視されています。

最大の問題は、近年の毒性学の革新的変化を反映していないことです。農薬などが中毒を起こす毒性については長い間、無毒性量が存在し、それより量が増えるにつれて症状が強くなっていく「用量反応関係」があるとされ、農薬などの評価もこの考えに基づいています。ところがここ20年ほどの研究によって、無毒性量よりずっと少ない量でも健康に影響を与える「低用量作用」のあることが明らかになりました。たとえば化学物質過敏症（ＣＳ）もアレルギーもホルモン攪乱作用も、無毒性量よりはるかに少ない量の化学物質で発症します。

しかし農薬などの安全性審査では、そうした作用は考慮されていません。

2 役に立たない法律

◆「有害家庭用品規制法」の対象はわずか20物質

――有害化学物質を含む家庭用品（消費者向け商品）がたくさんありますが、これらを規制する法律はないのですか。

「有害物質を含有する家庭用品の規制に関する法律」(有害家庭用品規制法)があります。衣料・住宅用洗剤など家庭で使う製品が対象で、それらに含まれる「有害物資」の含有量や溶出量について基準を定め、基準に適合しない家庭用品の製造・輸入・販売を禁止しています(注1)。たとえば、「トリクロロエチレン」という物質を家庭用のエアゾール製品や洗浄剤に使う場合は0・1%以下にしなければなりません。

違反者には罰則があり、健康被害が生じる恐れがあるときは厚生労働大臣または県知事が製品の回収を命じることもできる法律ですが、対象となる有害物質は有機水銀・ホルムアルデヒドなど20物質と「特定芳香族アミンを生ずるアゾ化合物」(24種)だけです(注2)。最近問題になっている物質のほとんどは対象外ですから、役に立ちません。

このため、有害製品の回収が外国より大幅に遅れたことがあります。2005年に子ども用金属アクセサリーに高濃度の鉛が含まれていることが明らかになったとき、アメリカやカナダはいち早く回収に乗り出しましたが、日本では有害家庭用品規制法の要件を満たしていないという理由で迅速な対応を取ることができず、08年にようやく食品衛生法の規格基準を改正して対処したのです。

対象外製品のうち、芳香・消臭・脱臭剤や家庭用カビ取り剤・防カビ剤などについては業界団体が「自主基準」を定めています。しかし、安全性についての基準は十分とはいえません。

◆成分名がわからない

——家庭用品にどんな化学物質が使われているか、表示を見てもよくわかりません。

家庭用品の表示については「家庭用品品質表示法」がありますが、この法律の目的は「品質の表示」で、含有する化学物質の成分や毒性ではありませんから、成分の表示義務が課せられる製品は限定されます（注3）。

現在、この法律の対象になっているのは、合成洗剤、洗濯用・台所用の石けん、住宅用や家具用の洗浄剤、ワックス、塗料、接着剤、漂白剤、クレンザーなどで、芳香消臭剤や抗菌除菌剤はもちろん、家庭で使用される農薬・殺虫剤などは対象外です。

対象外の製品については業界が「自主基準」を決め、それに基づいた「成分表示」が容器包装などに印刷されているものもありますが、不十分です（自社のサイトでより詳しい「成分情報」を公開しているメーカーもある）。

Ⅳ章を思い出してください。合成洗剤の「ウルトラアタックＮｅｏ」は家庭用品品質表示法の対象なので「成分名称」欄に具体的な物質名が書かれ、それがどんな働きをしているかを示す「機能名称」も表示されています。

柔軟剤（「フレア　フレグランス」）は、消費者の運動で２００１年に業界の自主表示が始まり、詳しく表示されるようになりました。

これに対し消臭抗菌スプレーの「ファブリーズ」は法の対象外のため、具体的な物質名などは表示されていません。

化学物質の中には微量でも健康に有害な作用を及ぼすものがあるのに、消費者は成分がわからないまま使わざるを得ないのです。

◆同じ物質でも表記はまるで違う

——同じ物質なのに、使われている製品によって名称が異なっています。

日本では、使われる製品や分野によって化学物質を規制する法律が異なり、表記も異なっています。また化粧品については業界が表示名を決めています（注4）。

Ⅳ章－3を思い出してください。シャンプーやボディーソープのほとんどには「ラウレス硫

●表2　同じ物質（ＡＥＳ）の表記がこんなに違う

- ・アルキルエーテル硫酸エステルナトリウム（家庭用品品質表示法）
- ・パレス硫酸Na（薬機法、化粧品）
- ・ラウレス硫酸Na（薬機法、化粧品）
- ・ポリオキシエチレンラウリルエーテル硫酸塩（薬機法、医薬部外品）
- ・ポリオキシエチレンアルキルエーテル硫酸ナトリウム（一般名）
- ・ポリオキシエチレンドデシルエーテル硫酸エステルナトリウム（PRTR法指定物質名）

（出所：長谷川治「ボディーソープ・シャンプーは台所用合成洗剤と同じ有害化学物質が主成分」＝『CS 支援』91 号＝を基に岡田作成）

酸ナトリウム（Na）」が入っています。これは一般名を「ポリオキシエチレンアルキルエーテル硫酸Na」（AES）という物質です。

シャンプーやボディーソープは制度上、化粧品に分類されますが、化粧品に使われる化学物質については2001年から、業界が名称を決めることになりました。それでAESが「ラウレス硫酸Na」や「パレス硫酸Na」と表記されているのです。

この物質（AES）がどのように表記されているか、表2に示しました。消費者にはとうてい理解できるものではありません。

◆「シンボルマーク」も使われない

——化学物質の危険性（爆発性など）と有害性（人体への毒性や生態系への影響）をわかりやすく消費者や事業者に伝える方法の一つに「GHS」があります。


GHSは「化学品の分類および表示に関する世界調和システム」の英語の頭文字をとったものです（注5）。化学物質の有害性の程度を分類（ランクづけ）し、わかりやすい9種のシンボルマークでラベルなどに表示します（146ページの図はシンボルマークの例）。

国連が2008年までに各国で制度化するよう勧告し、日本では09年から労働安全衛生法で定められました。ですから、原料や製品に有害な物質が含まれている場合、それを扱う工場な

可燃性又は引火性ガス(化学的に不安定なガスを含む)
エアゾール、引火性液体、可燃性固体
自己反応性化学品、自然発火性液体・固体
自己発熱性化学品、水反応可燃性化学品、有機過酸化物

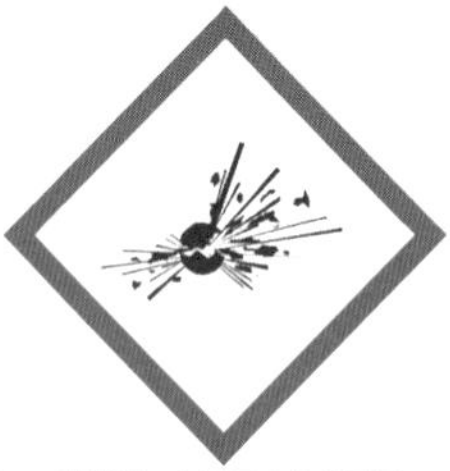

爆発物、自己反応性化学品
有機過酸化物

高圧ガス

急性毒性(区分1〜区分3)

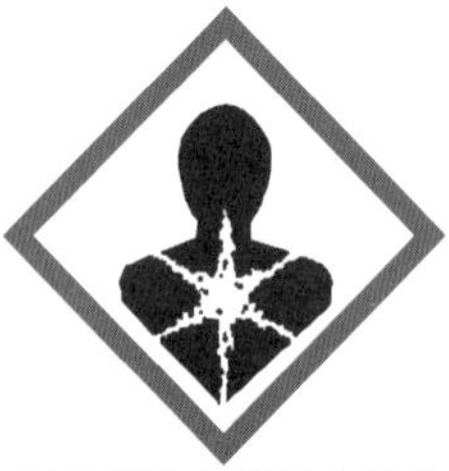

呼吸器感作性、生殖細胞変異原性
発がん性、生殖毒性
特定標的臓器毒性(単回ばく露)
特定標的臓器毒性(反復ばく露)
吸引性呼吸器有害性

急性毒性(区分4)、皮膚刺激性
眼刺激性、皮膚感作性
特定標的臓器(区分3)
オゾン層への有害性

水生環境有害性

金属腐食性物質、皮膚腐食性
眼に対する重篤な損傷性

支燃性又は酸化性ガス
酸化性液体・固体

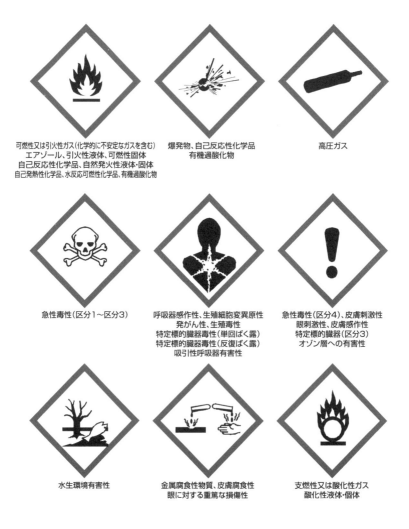

(環境省「『GHS』パンフレット」より)

どではシンボルマークを表示しなければなりません。その対象物質は2016年には640物質に拡大されています（国連はすべての化学物質を対象にするよう勧告している）。日本政府は何らかの法規制のある約1500物質についてGHS分類を作成・公表していますが、消費者が使う最終製品は適用対象外にしています。このため、家庭用品などには表示されません。

化学物質の有害性の情報を関係者に伝達する方法には「安全データシート（SDS）」もあります。SDSは商品として取引される化学物質（化学品）の危険有害性などを記載した文書で、事業者間で化学品を売買するさい渡して、適切な取り扱い方法などを伝達するものです。日本では、「労働安全衛生法」や「毒物及び劇物取締法」で作成が義務づけられており、消費者が毒物を買ったときにはSDSが渡されますが、毒物以外ではSDSの交付は義務づけられていません。

◆データベースもほしい

――消費者製品に含まれる全成分について表示と情報提供を義務づけるべきです。

その通り。化学物質の名称の表記を統一するとともに、（有効成分に限らず）使用されているすべての化学物質について、①成分名、②何のために使用されているかを示す機能名称、③

含有量などを表示するように法制度を改めるべきです。

これに加え、消費者製品にもＧＨＳラベルの添付を義務づけ、消費者もＳＤＳを利用できるようにすべきでしょう。

また日本では、化学物質の危険性や有害性を調べることは非常に困難です。ある化学物質に新たな毒性が明らかになった場合、それが使用禁止になるまでには相当の期間がかかりますが、消費者がその情報を簡単に得られれば、すぐに使用や購入をやめることができます。事業者が自主的にその物質の使用を自粛したり、政府が適切な管理や規制をすみやかに実施したりする助けにもなります。

アメリカには、「消費者製品情報データベース」や、これを利用して国立医学図書館が作成している「家庭製品データベース」があり、ブランド名・製品のタイプ・成分・メーカーなどから製品中の含有成分や有害情報を簡単に調べることができるそうです。

日本にも、同じようなデータベースがほしいところです。

注１　「食品衛生法」で規制されている食品添加物・容器包装や、「医薬品医療機器等法」で規制されている医薬品・医薬部外品・化粧品・医療用具などは、「有害家庭用品規制法」の対象外。

注２　染料や顔料として使われる「アゾ化合物（色素）」の中に、発がん性をもつ「特定芳香族アミン」を生成するものがある。このため24種を繊維製品（おしめ・下着・寝具など）と革製品（手袋・帽子・床敷物など）に使う場合は、１g当たり30μg以下に制限される。

注3　「家庭用品品質表示法」の対象製品は、①繊維製品（35品目）、②合成樹脂製品（8品目）、③電気機械器具（17品目）、④雑貨工業品（30品目）で、④の中に合成洗剤などが含まれている。

注4　化粧品の表示は2001年に「表示指定成分」方式から「全成分表示」方式に変更された。表示指定成分はアレルギー・接触刺激・発がん性などの症例がある有害化学物質を旧厚生省が選び出したもので、103物質あり、これらを含有している化粧品は表示しなければならなかった（それ以外の成分は非表示）。当時は指定成分を含まない化粧品は「無添加」と表示されていた。旧方式には問題が多いが、全成分表示への変更によって表示指定成分も他の成分も一緒に表示されるようになり、多くの消費者にとってはかえってわかりにくくなった面もある。

注5　Globally Harmonized System of Classification and Labeling of Chemicals の略称。導入されると、洗剤や殺虫剤など化学品に次のような表示がなされる。①化学品に関する情報＝物質名など、②シンボルマーク、③注意喚起語＝「危険」「警告」など、④危険有害性情報＝「眼の損傷」「引火性の高い液体」など、⑤注意書き＝誤った使い方をしたときの応急措置など、⑥製造業者や供給業者に関する情報＝会社名や電話番号など。

3 電磁波を避ける

◆現代は複合環境汚染の時代

――私たちの身の回りを汚染しているのは、化学物質だけではありません。

現代は生活環境が化学的・物理的・精神的な要因で汚染されている「複合環境汚染」の時代です。

まず化学的要因はこれまで説明してきた化学物質ですが、新しく「ナノ物質」という要因が加わっています。

ナノ物質とは大きさが1～100ナノメートル（㎚）の超微小物質のことです。インフルエンザウイルスが100㎚程度といいますから、その微小さがわかります。

物質をこれほど小さくすると、きわめて狭いすき間に浸透するうえ、反応性が飛躍的に高まります。この特性を生かして化粧品・電子材料・タイヤなど幅広い分野で利用が進んでいる一方、発がん性や遺伝毒性が強くなる可能性が指摘されています。

そうした毒性を示す研究がいくつも発表されていますが、政府は「健康への影響は現時点では十分に明らかでない」とし、何の規制もしていません。

二つ目が、光や振動による物理的環境汚染です。光については、健常な人には何でもない明るさに苦痛を感じたり・対象が動いて見えたりする「光刺激過敏症」の人たちがいます。また、高速道路の振動音や風車など「低周波音」で体調を崩す人が少なくないし、近年は、隣の家の家庭用電気給湯器（エコキュート）などの振動による健康被害も増えています。

最大の物理的環境汚染は、身の回りにあふれるようになった「電磁波」です。電磁波による健康被害はやがて大問題になると予想されています。

三つ目の要因は精神的なものです。文明社会はストレスの多い社会です。とくにＩＣＴ（情報通信技術）が発達し、経済のグローバル化が進んだ１９９０年代以降、働く人たちはまともな生活リズムを維持していくのが難しくなっています。

携帯電話やパソコンが普及し、仕事の時間と仕事から解放される時間の区別がなくなってきた事情もあり、過労でうつ病などになって労災の認定を受ける人が増加しています。

以上のような複合汚染の中で健康を保っていくにはどうしたらよいか、それを考えます。まず、ＣＳ発症者が悩まされることの多い電磁波です。

◆電磁波は幅広い分野で使われている

——そもそも電磁波って何ですか。

電磁波は電場と磁場をつくりながら、光の速さ（秒速30万キロメートル＝㎞）で空間を波として伝わる電気エネルギーです。太陽が発する光のように自然界のものと、電気のように人工のものがあります（注6）。

電気は送電線を通って家庭に届きますが、送電線で発生する電磁波は東日本では50ヘルツ（Ｈｚ）・西日本では60Ｈｚです。Ｈｚとは1秒間に振動する回数を示し、これを「周波数」といいます。

これに対して携帯電話では、周波数が2ギガ（Ｇ＝10億）Ｈｚ帯の電磁波が使われます。こちらは1秒間に20億回も振動しているわけです。

電磁波は周波数が高くなるほど「波長」は短くなります。50Ｈｚの電気の波長は6000㎞、2ＧＨｚの携帯電話の電磁波の波長は15センチメートル（㎝）です。

電磁波は周波数の違い（つまり波長の違い）によって性質が異なり、表3に示したように幅広い用途に使用されています。原発事故で身近なものになった放射線や光も電磁波ですが、ここでは、放送や通信に使われる「電波」（高周波）と電化製品に使われる「超低周波」を取り上げます。

●表３　電磁波の種類と主な用途

▽放射線　エックス線（医療レントゲン写真）
▽光　紫外線（殺菌灯）・可視光線・赤外線
▽電波
（高周波=10M～100Gヘルツ）
・マイクロ波　電子レンジ・携帯電話・スマートフォン・無線LAN・レーダー・携帯電話基地局
・超長波　アナログテレビ・FM放送
・短波　短波放送・SUICA
・中波と長波　ラジオ放送・海上無線
（中間周波数=高周波と低周波の中間）
・超短波　IH調理器
（低周波=1～10kヘルツ）
・超低周波　テレビ・パソコン・エアコン・電気毛布・ホットカーペット・蛍光灯・冷蔵庫など全電化製品・送電線・家庭配線・鉄道

注　G=ギガ（10億）、M=ミリオン（100万）、k=キロ（1000）
（出所：各種資料に基づき岡田作成）

●表４　電磁波の単位

▽電波（超低周波を除く）=電力密度
　μW／㎠またはmW／㎡
▽超低周波=磁場または電場の強さ
　mG、μTまたはV／m
▽携帯電話のSAR値=人体に吸収される電磁波のエネルギー量
　W／kg

注１　m=ミリ（10分の1）、μ=マイクロ（1000分の1）、W=ワット、G=ガウス、T=テラス、V=ボルト
注２　μW／㎠は「平方センチメートル当たりマイクロワット」
（出所：各種資料に基づき岡田作成）

電磁波の強さを表す単位を表4に示しました。高周波の場合は、平面を通過する電力量を示す「電力密度」が単位であるのに対し、超低周波の単位は、私たちが曝される磁場または電場の強さになっています。

また電磁波の値は桁《けた》の違いがものすごく大きいので、キロ（k）・メガ（M＝100万）・ギガ（G）などの接頭語をつけて表示されます。

◆携帯電話とスマホの影響が深刻

——電磁波はどんな健康障害をもたらしますか。

生命はきわめて微弱な電気的な伝達で営まれていますから、強いエネルギーをもつ人工の電磁波は生体内に大きな打撃を与えます。

なかでも、人体のすぐ近くに置かれ、長時間にわたって電磁波を発生させている携帯電話とスマートフォン（スマホ）の影響が深刻です。

たとえばラットを使った研究では、遺伝子を損傷することが明らかになっています。遺伝子の損傷は脳腫瘍の発症や神経細胞の機能低下による記憶障害などにつながります。また、ラットに携帯電話と同じ電磁波を2時間浴びせた実験では、有害物質をせき止める「血液脳関門」が開いてしまう結果が出ています。

脳に与える影響は子どもの場合、とくに深刻です。子どもは脳が発達途上にあって、頭蓋骨が大人より薄く、電磁波が脳の内部、生命維持を担っている脳幹のあたりまで達するからです。

携帯電話やスマホの電磁波では、長時間・長期間の使用、しかも若いときからの使用であればあるほど、リスクが高まります。近年の症例対象研究によると、グリオーマ（脳腫瘍の一種）の発生は、携帯電話使用の累積時間が１６４０時間（たとえば毎日27分・10年間使用）を超える人は、不使用の人に比べ１・４倍になります。とくに１～４年の短期間に累積通話時間が１６４０時間を超えた人は３・８倍でした。

また携帯電話の使用時間が長いほど、精子の数や運動割合が低下するという報告もあります。とくに１日２時間以上使用する人の精子は正常割合が21～18％しかありません。これでは不妊の恐れがあります。

●表５　携帯・スマホ　七つの自衛策

1	通話をできるだけ控え、メールを主にする
2	通話するときはイヤホンマイクを使う
3	SAR値（簡単な説明は表４にある）の低い機種を選ぶ
4	電波の通りにくいところでは通話しない
5	寝床に持ち込まず、枕元に置かない
6	ポケット内など肌身に触れそうな状態で持ち歩かない
7	（依存症の予防に）月に一度は完全に電源をオフにして過ごす

（出所：『食べもの通信』2016年５月号）

研究結果を踏まえて多くの国では携帯電話の使用規制を進めており、とくに子どもや妊婦について厳しい規制を実施していますが、日本では規制はないに等しい状態です。電磁波の有害性や海外事情について報じられることもほとんどありません。上田昌文氏（NPO法人・市民科学研究室代表）による「七つの自衛策」を表5に示しておきます。

◆電気カーペットやIH調理器に注意を

——ほかの家電製品はどうなのでしょうか。

家電製品では、①至近距離で使い、広範囲に強い電磁波を発生させる電気毛布・電気カーペット類のリスクが最も高く、②至近距離で使い、局部的に強い電磁波を発生させるヘアドライヤー・電気ひげそりなどが、それに次ぎます。

電気カーペットでは、発生する磁場を打ち消しあう配線をした商品が売り出されていますし、電気毛布は寝る前に温めておき、寝るときに電源を切る方法があります。ヘアドライヤーや電気ひげそりは使用時間を短くすることでしょう。

家電製品では、冷蔵庫や掃除機もかなりの電磁波を出しますが、1メートル以上離れていれば影響はほとんどありません。

パソコンは、デスクトップ型にして本体をできるだけ体から離した方が被曝量は少なくなります。ノート型を膝の上に載せて長時間使うのは避けた方がよいですし、無線のLAN（特定の範囲に構築された通信ネットワーク）は常に電磁波を出していますから、有線にするか、使用しないときは電源を切るようにしましょう。

家電製品で最も強い電磁波を出すのがIH調理器です。この電磁波は妊娠中の女性が調理すれば胎児に、また子どもが近づけば頭部に深刻な影響を与えます。妊娠中は使用せず、子どもは30㎝以内に近づけないことが必要です。

◆電磁波に曝される子どもたち
――子どもたちが電磁波に取り囲まれているようです。

九州大学などの研究チームが2013年に九州の幼稚園・保育園7園を対象に実施した疫学調査では、携帯電話の基地局から300メートル以内に住む子どもは「フラフラする」「胸が苦しい」「夜中に目を覚ます」などの症状が明らかに多いという結果が出ています。

文部科学省は教育のデジタル化を進めており、全国の小中高校に高速インターネットが利用できるLANを整備する計画です。学校への無線LANの導入は世界的な流れですが、いくつもの国で健康被害が起きています。

たとえばカナダのオンタリオ州では、導入した12校で子どもたちが頭痛・めまい・動悸・発疹・不眠などを訴えており、通学できなくなった子どもも出ています。イギリスでは2015年に学校の無線LANで体調を崩していた15歳の少女が森の中で自殺する事件も起きました。

国内でも、女子高生が同級生の使う携帯電話やスマホの電磁波による耳鳴り・頭痛・めまいなどの症状に苦しみ、やむを得ず退学した例があります。

◆電磁波過敏症が増えている

――電磁波過敏症の人たちもいます。

普通の人には何も感じないほど弱い電磁波を感じ、不快な症状になるのが電磁波過敏症（EHSまたはES）です（注7）。

一般的な症状は①頭痛・疲労感・睡眠障害などの「神経症状」、②発疹・かゆみなどの「皮膚症状」、③目の灼熱感・筋肉痛・耳鳴り・鼻水・胃腸障害などで、化学物質過敏症（CS）と似ています。症状がすぐ出る「即発型」と時間をおいて出てくる「遅発型」があります。

発症すると、電車に乗れない・パソコンなどを使えない・仕事を続けられないなど、日常生活に深刻な影響が出ます。

最近の研究を踏まえて坂部貢・東海大学教授は、電磁波に対する感受性が過敏な人はおおむね2〜10％ではないかと推定しています（注8）。

◆必要な社会としての取り組み

――個人でできる対策には限界があります。

携帯電話については多くの国が使用規制を実施しています。たとえばフランスでは、政府がイヤホンの使用を勧告するとともに（イヤホンでは被曝量が20分の1以下になる）、12歳以下の子ども向けの広告を禁止し、さらに6歳以下への販売を禁止する法律を定めました。

カナダでは、公衆衛生局が8歳以下の子どもには緊急時以外の使用を禁止し、10歳代については使用時間を1日10分以下にするよう勧告。携帯電話はイヤホンとセットで売ることを義務づけています。

さらにフランスでは2015年、国民の電磁波被曝を減らすための法律を制定しました。この法律には、3歳以下の子どもが過ごす保育園などでの無線LANの禁止などが盛り込まれています。

学校の無線LANについては、欧州評議会が有線LANにするよう求めており、日本でも（導入コストが安く・電力消費もはるかに少ない）有線LANにすべきです。

携帯電話の基地局については、体調不良を訴える住民が増えることが世界中で報告されており、訴訟や反対運動が起きています。

国内では神奈川県鎌倉市などが、基地局の設置は事前に計画を周辺住民に知らせるよう求める条例を定めており、住民が基地局の設置を中止させたケースも出ています。自治体に任せるのでなく、国レベルでの法規制が必要です（注9）。

注6 『食べもの通信』2016年5月号の特集と植田武智・加藤やすこ『本当に怖い電磁波の話』（金曜日）を参考にした。

注7 英語ではElectromagnetic Hypersensitivity。電磁波過敏症は電磁波の物理的な生体影響（発がん性や精子形成への影響）とは全く異なる症候群。現時点では医学的合意はできていず、客観的診断法の確立が課題になっている。

注8 坂部貢「認知されていない電磁波過敏症」（『食べもの通信』2016年5月号）。

注9 「携帯電話基地局」、電力会社が各家庭に設置しつつある「スマートメーター」、JR東海が工事を推進中の「リニア中央新幹線」が今後、三大発生源になるとみる研究者もいる。

4 化学物質を取り込まない

◆合成洗剤を石けんに替える

――複合環境汚染の中で健康な生活を送るには、他にどんなことが必要ですか。

宮田幹夫医師によれば、ＣＳの患者たちは化学物質に対する感受性が高く、いち早く危険性を察知する存在です。したがって、患者たちの生活に学び、同じような生活をすることが健康への道につながります。

そこで、ＣＳを発症した人たちの対応方法を以下に記します。この通りの内容を実行するのは容易ではありませんが、できるものから実行していきましょう（注10）。

まず化学物質を生活環境からできるだけ取り除くことです。

▽家庭用品には１３７ページの表１に示したような化学物質が含まれているので、合成洗剤を石けんに切り替え、その他の化学物質をできるだけ使わないようにする。

▽衣類・寝具はできるだけ天然素材のものを使う。抗菌・防臭加工、撥水・防水加工、防ダニ加工、形態安定加工のものには薬剤が使用されているので、避ける。

▽調理に使う鍋は、5層以上の厚いステンレス製・厚手のほうろう製・土鍋・鉄鍋などを使い、アルミ製・テフロンなどフッ素樹脂加工の鍋は避ける。調理器具はプラスチック製を避けてステンレス製に。食器・保存容器はガラス製・ほうろう製・陶磁器などにする。ラップ類はポリエチレン製で添加物のないものに。

▽化粧品類には普通、着色料・防腐剤・保存料などに加えて合成界面活性剤が含まれているので、自分に合うものを探す。表示を見て（ホルモン攪乱物質の疑いが濃い）パラベン・オキシベンゾン（ベンゾフェノン）・トリクロサンを含むものは使わない。香料使用のものも避ける。

▽刺激を感じたり、においが気になったりする家具の使用を止める。観葉植物にも植物や土に薬剤が用いられていることがある。

◆換気が重要

——住まいで化学物質の曝露量を減らすには、どんな注意が必要ですか。

▽居室には必要最小限のもの以外は置かないようにする。処分するものは処分し、保管しなけ

ればならないものはポリエチレンなどの袋に入れて室外に置く。段ボールは接着剤を多用しているので、気温が高くなると成分が揮発する。

▽住まいの近くに工場などがなければ、閉め切った部屋より外の空気の方がきれいなので、定期的な換気が重要だ。その場合は、2カ所以上の窓などを開けて空気の流れを良くする。トイレや台所では換気扇を活用する。

▽掃除はていねいに。掃除機を使うときは、排気のきれいな機種・ごみパックに抗菌加工していないものを使う。水拭きは大変有効なので、石けん水や重曹水で洗えるところは洗う。有機のお茶を濃く出したもので拭くことも有効。

▽外から持ち込むものにも注意が必要。とくにドライクリーニングした衣服は戸外で十分に干し、しみ込んだ溶剤を揮発させる。

◆安全な食材を選ぶ

――食べものはどうしたらよいですか。

▽米や野菜は、できれば有機栽培（オーガニック）・自然栽培・無農薬のものを選ぶ。

▽肉類（牛・豚・鶏）・鶏卵は、安全な飼料で健康な育て方をしたものを選びたい。

▽魚介類は天然ものとそれを自然塩で加工したものにしたい。

▽お茶は無農薬・有機栽培・自然栽培のものを。

▽加工食品は信用できる生協や業者のものを選ぶ。

▽ほとんどの塩は輸入精製塩で、ニガリなどが入っていないため、有用な金属であるマグネシウムが足りない。調味料などは天然の塩を使いたい。

▽水道水を飲用や調理に使うときは、浄水器を通すか、やかんのふたをとって5分ほど沸騰させ、塩素やトリハロメタンを揮発させよう。風呂を沸かすときは、炭を入れるか、浄水用シャワーを使うとよい。

◆子どもは「小さな大人」ではない

――妊産婦や子どもにはとくに注意が必要と聞きますが。

化学物質に曝露するとき、子どもは決して「小さな大人」ではありません。成長段階にある子ども、とくに胎児や乳児には大人にはない特性があります。

胎児期や乳児期には、母親の胎盤や母乳を通して化学物質に曝露します。子どもは何でも口に入れてしまうし、地面をはい回って地面近くにたまる化学物質を取り込みます。また自分では危険を察知することができません。

子どもは大人に比べて皮膚の防御力も免疫力も弱く、解毒力も未成熟なため、化学物質の影響力を受けやすい。しかも体重当たりでみると、大人よりはるかにたくさんの水や食物を摂取し、空気を吸っています。

このようなことを考えると、妊産婦・乳幼児・子どもはできるだけ化学物質に曝露しないようにしないといけません。具体的には以下の注意が必要です。

▽無農薬・減農薬の農作物を食べ、（メチル水銀を多く含む）マグロ・キンメダイ・メカジキなどは控えめに。

▽妊娠中は化粧品の使用を最小限にし、子どもは染毛剤・化粧品・入浴剤を使用しない。香料が含まれている製品を使わない。

▽子どものいるところでは、殺虫剤・ペット用殺虫剤の使用を止める。新改築の家や新しい家具やカーペットからのにおいを避け、なるべく新車には乗らない。

注10　ＣＳ支援センター編『対応は予防』を参考にした。同センターは『安全な生活をするために　食品・生活用品リスト』も発行している。

5　抵抗力・免疫力をつける

◆早寝早起きの規則正しい生活を

――取り込んだ化学物質を排出するにはどうしたらよいのですか。

いまの時代、相当な努力をしても化学物質の曝露をゼロにすることはできません。あまり神経質にならないことが重要です。そして、取り込んだ化学物質を排出・解毒するとともに、少々の化学物質には負けない抵抗力・免疫力をつけることです。

▽それには食事・運動・身体と心の休養を、バランスよく生活に取り入れること。早寝早起きの規則正しい生活をし、適度な運動で汗をかいて、化学物質が蓄積されている体脂肪を減らす。運動は血液の流れや代謝をよくし、免疫力も高める。入浴で体を温めることも有効。

▽ゆっくり長く息を吐く腹式呼吸を心がける。背骨を真っすぐにして大声を出すこともお勧

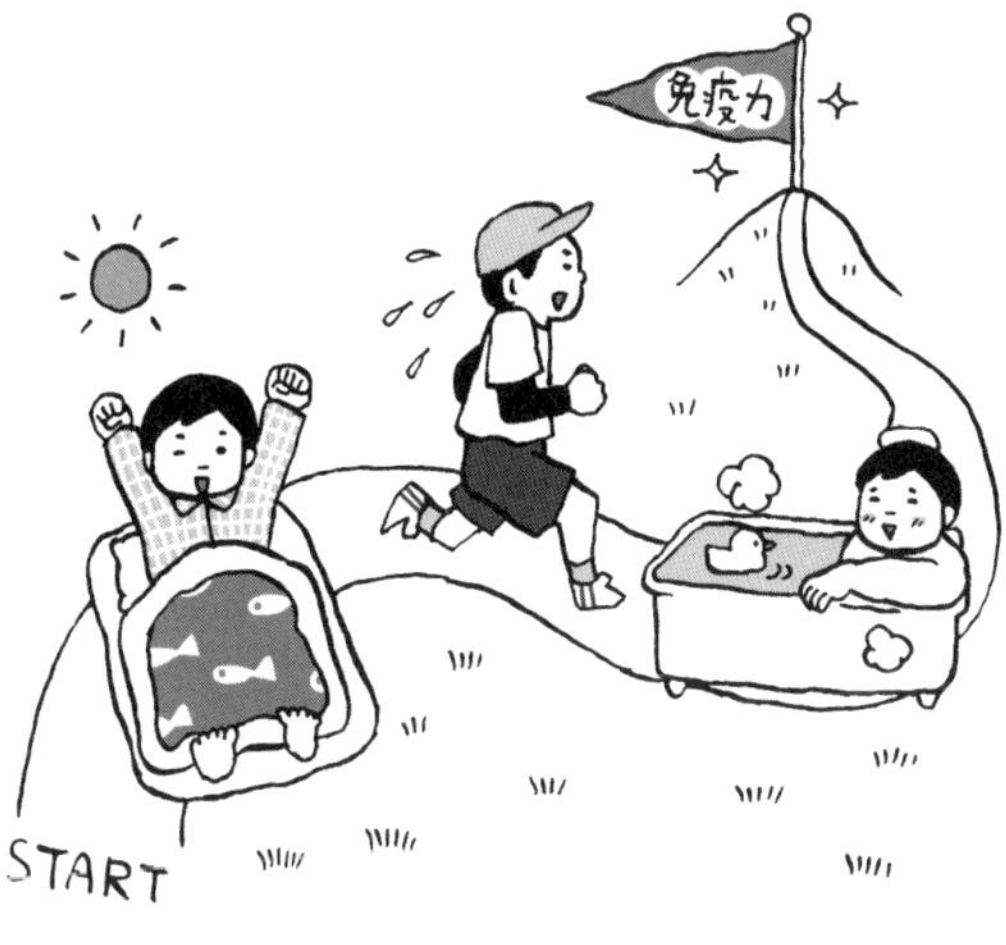

め。また意識して外出して気分転換をはかるなど、自分に合ったストレス解消策を実行してストレスをためないようにする。

▽解毒とは（わかりやすくいえば）、体内の化学物質を何らかの物質とくっつけて水に溶けやすくし、尿として体外に排出することだ。解毒力が強い物質としては、グルタチオン・タウリン・グルコロン酸などがある。グルタチオンはレバー・パン酵母・キウイ・アボカド・アスパラガス・ブロッコリー・ホウレンソウ・オクラなどに多く含まれている。

▽解毒で忘れてならないのは、快便。便秘で腸内に毒素をため込むと、毒素が再吸収されてしまう。便通に効果があるのは、粟やキヌアなどの雑穀・押し麦・寒天・昆布やワカメなどの海藻類・ヒジキ・ゴボウなどだ。

▽善玉菌を増やして腸内環境を良くするには、食物繊維をたっぷり（1日20〜30グラム）摂り、乳酸菌の多い漬物・ヨーグルト・味噌・キムチなどを摂るとよい。さらに善玉菌の餌となるオリゴ糖（市販のシロップのほか、玉ねぎ・キャベツ・ゴボウなどに含まれている）と水溶性植物繊維（ニンジン・ゴボウ・切干し大根・プルーンに多く含まれている）も有効。

◆活性酸素除去にビタミンとミネラルを
――化学物質に対する抵抗力をつけるにはどうしたらよいのですか。

ビタミン類とミネラルを多めに摂って活性酸素を除去することを宮田幹夫医師は勧めています(注11)。

活性酸素は体内で自然に発生し、体内に侵入した細菌を取り除くなど重要な働きをしている物質ですが、環境汚染物質・電磁波・放射線・過剰なストレスなどによって過剰になると、細胞を過度に酸化して老化を促進し、動脈硬化・糖尿病・がんなどの原因になります。CS発症者にとってもよくありません。

▽ビタミンCは抗酸化作用などさまざまな働きがあり、意識して多めに摂取したい。レモンやミカンなどの柑橘類・キウイやイチゴなどの果物に多く含まれているほか、カブの葉(生)やレッドキャベツなどの野菜・ジャガイモやサツマイモのイモ類にも含まれている。

▽ビタミンAとビタミンEも抗酸化作用がある。ビタミンAはウナギ・バター・卵などとベータカロテンを含む緑黄色野菜(ニンジン・ホウレンソウなど)に多く含まれており、ビタミンEは大豆製品・アーモンド・西洋カボチャ・モロヘイヤ・ホウレンソウ・パプリカなどに

含まれている。

▽ミネラルで重要なのは、マグネシウム。最も多く含んでいるのはニガリなので、豆腐を買うときは「ニガリ使用」のものを選ぶ。煮干し・玄米・ソバ・全粒ライ麦・納豆・厚揚げなどにも多く含まれている。

▽ミネラルとしては亜鉛やセレン（セレニウム）も必要で、亜鉛はカキ（貝）・ホタテ・シシャモなどの魚介類、ゴマ、雑穀などに多く含まれており、セレンはウルメイワシやワラビに含まれている。

▽電磁波過敏症の人はカルシウムも必要。小魚・牛乳・チーズ・ヨーグルト・卵黄・豆類などに多く含まれている。カルシウムの吸収を促進するビタミンDは、サケ・キクラゲ・シメジなどに多く含まれている。

▽ビタミン類やミネラルは食べものから摂るのがよいが、それではとても足りない人は錠剤（サプリメント）を活用する。

◆油脂・砂糖・肉類は控えめに

――体がもつ自然治癒力を高めるには、どんな食生活が望ましいのでしょうか。

「日本人が昔から食べなれてきた、季節にあった食べもの」と「生命力の強い、自然に育てられてきた動植物」をいただくことが重要です(注12)。

▽まず、農薬・ダイオキシン類・抗生物質・抗菌剤・食品添加物などを含む食べものは避ける。冷たいものも止める。体が冷えると、血液の循環が悪くなり、解毒機能が低下して免疫力も低下するからだ。

▽油脂・砂糖・肉類も控えめにする。歴史的に脂肪の摂取量が少なかった日本人にとって脂肪の多い食事は負担になるし、砂糖を摂りすぎると、腸内細菌のバランスを崩し、抵抗力を弱める。さらに肉類の摂り過ぎは腸内の悪玉細菌を増やし、免疫力にはマイナスになる。

▽何より、食べすぎないこと。食べすぎの人は、よくかまないで早食いの傾向がある。できるだけよくかむこと。じっくりかんでいると、20分くらいで満腹中枢が働いてくる。野菜や汁物を先に食べるのも一法。

◆ご飯中心の一汁三菜を
——摂るとよい食べものは？

▽解毒力・免疫力を高めるために必要なのは、まず解毒物質を多く含むもの（これはすでに説明した）。次いで体を温めて血流を良くし、代謝を盛んにするものが良い。具体的には、具だくさんの味噌汁・かす汁・雑炊・麺類、鍋物。そこにショウガやトウガラシを入れれば効果が高まる。スープ・シチューもお勧め。

▽野菜では、レンコン・ゴボウ・ダイコンなどの根菜類や加熱した白菜などが体を温める。肉類では、脂身の少ない鶏肉が消化も良く、マトン・ラム肉には体を温める作用がある。

▽以上のものは、ご飯を中心にした一汁三菜の和食にすれば、ほとんどカバーできる。一汁三菜とは、飯と汁に肉・魚などの主菜1品、野菜・海藻などの副菜2品のことで、具体的にはご飯などの穀類を多くし、旬の露地ものを中心に野菜を1日に5～6皿、果物はリンゴ1個程度を心がけるのがポイントだ。

▽食事中に水・お茶・ジュース類をたくさん飲むと消化液の働きが弱まるので、注意が必要。

何より、時間に追われて食べものを急いでただ口に入れるのでなく、動植物の命をいただくことへの感謝の気持ちをこめて、楽しくゆとりをもって食べることが大切です。

注11　宮田幹夫「日常にひそむ有害物質から身を守るには（1・2・3）」（『CS支援』76・77・78号）

注12　増子弘美「化学物質を解毒し、免疫力を高めるために」（『CS支援』41・42・43号＝『対策は予防』に収録）を参考にした。

あとがき

香りつき商品で体調を崩す人が増えています。化学物質過敏症（ＣＳ）になり、学生生活や社会生活を続けられなくなった人もいます。

食物アレルギーや発達障害の子ども、花粉症や不妊に悩む人も増えています。

一見、何の関係もないように見えるこれらの病気・症状に、共通して深くかかわっているものがあります。家庭内で広く使われている日用品や家具に含まれている「合成化学物質」です。

この本は、この見えないリスクを取り上げたもので、筆者にとっては、ミツバチの危機を手がかりに化学物質の有害性を警告した『ミツバチ大量死は警告する』（２０１３年、集英社新書）に次ぐ本になります。

新しい本は、香りがもたらす害に焦点を当て、健康被害を受けた人たちや香りつき商品を使っている人たちに実際に役立つように書きました。この数年間に明らかになった新しい事実や研究成果を反映させたことはもちろんです。

この本で取り上げた健康被害を減らすには、「微量な化学物質」のもたらす危険性について、社会の理解が深まることが必要です。とりわけ医療関係者と教育関係者、そして子どもを産み育てる若い人たちの理解が欠かせません。そのために、このささやかな本が役立つことを願っています。

この本ができるまでには多くの方々のお世話になりました。まず宮田幹夫医師と広田しのぶ

CS支援センター理事長には日ごろから、CS関係についてご教示いただいています。そして「香料自粛を求める会」のみなさんや、本文に引用した研究者・ジャーナリストの方々からは、最新の状況や研究成果について教えていただきました。さらに田中輝子さん・藤井淑枝さん・石橋慶子さん・乳井美和子さんには、原稿作成の最終段階で有益な助言をいただきました。

書籍化に当たっては、企画された北村肇・金曜日社長、編集と校閲を担当してくださった吉田亮子さんと松井悠子さんのお世話になりました。

みなさん、どうもありがとうございました。

2017年3月

岡田　幹治

[著者略歴]

岡田　幹治（おかだ・もとはる）

1940年新潟県高田市（現上越市）生まれ。ジャーナリスト。一橋大学社会学部卒業。朝日新聞社でワシントン特派員・論説委員などを務めて定年退社。『週刊金曜日』編集長の後、フリーに。安全・環境・経済などの問題を主に取材している。著書に『ミツバチ大量死は警告する』（集英社新書）、『アメリカ産牛肉から、食の安全を考える』（岩波ブックレット）など。

香害　そのニオイから身を守るには

2017年 4 月27日　　初版発行
2021年 7 月15日　　3刷発行

著者　岡田幹治
発行人　植村隆
発行所　株式会社金曜日
〒101-0051　東京都千代田区神田神保町 2-23　アセンド神保町3階
URL　http://www.kinyobi.co.jp/
（業務部）03-3221-8521 FAX 03-3221-8522
Mail gyomubu@kinyobi.co.jp
（編集部）03-3221-8527 FAX 03-3221-8532
Mail henshubu@kinyobi.co.jp
印刷・製本　精文堂印刷株式会社

ISBN978-4-86572-018-1 C2047